C'est quoi cette étiquette ?
TSA

Noelle MONGE - 2024

TSA c'est quoi ?

Copyright : © 2024 Noelle Monge. Tous droits réservés.

Aucune partie de ce livre ne peut être reproduite, stockée dans un système de recherche ou transmise sous quelque forme ou par quelque moyen que ce soit, électronique, mécanique, photocopie, enregistrement ou autre, sans la permission écrite préalable de l'auteur, sauf dans le cadre des citations brèves utilisées dans des critiques ou des analyses.

Première édition : décembre 2024

Code ISBN : 9798303169449

Marque éditoriale : Independently published

Dépôt légal : Conformément à la loi, ce livre a été déposé auprès de la Bibliothèque nationale de France (BNF).

Avertissement : Les informations contenues dans ce livre sont fournies à titre informatif. L'auteur décline toute responsabilité en cas d'utilisation inappropriée des informations présentées ici.

Contacts : Pour toute demande relative à ce livre, vous pouvez contacter l'auteur à l'adresse suivante : contact@noelle-monge.fr.

TSA c'est quoi ?

TSA c'est quoi ?

Table des matières

Pourquoi ce guide ?... 4
Qu'est-ce que le TSA ?.. 8
    Définition scientifique simplifiée............................. 10
    Les critères diagnostiques selon le DSM-5................15
    Spécifications ajoutées par le DSM-5........................18
    Les différences entre TSA, Asperger, et autisme sévère.. 19
    Le spectre.. 23
    Statistiques clés..26
Les signes et caractéristiques du TSA............................. 30
TSA et éducation...58
    Adapter l'apprentissage à un enfant ou adulte TSA. 58
    Les bénéfices de l'école inclusive...............................60
    Comprendre et accompagner les particularités d'apprentissage... 63
    Les rôles des professionnels.......................................67
Soutien et accompagnement des familles......................74
    Vivre avec une personne TSA : conseils pour les proches 74
    Les ressources disponibles (associations, groupes de soutien) 78
    Les droits et aides en France......................................83
    L'importance du répit pour les aidants.................... 90
Changer le regard sur l'autisme.. 94
    Comment sensibiliser autour de soi........................100
Checklist pour repérer les signes précoces...................106
    Que faire si des signes sont repérés ?.....................110
Modèles de fiches visuelles... 112
Questions fréquentes sur le TSA....................................116
Et maintenant, que faire ?... 123
Glossaire 126

TSA c'est quoi ?

TSA c'est quoi ?

L'autisme ou Trouble du Spectre de l'Autisme (TSA), est une façon unique de fonctionner, une différence dans le développement du cerveau qui façonne la manière dont une personne perçoit son environnement, communique et interagit avec les autres. Ce n'est pas une maladie mais un fonctionnement neurologique atypique présent dès la naissance et qui dure toute la vie.

Quand on parle de spectre, on imagine une palette de couleurs. Chaque personne autiste est comme une couleur unique sur cette palette avec des nuances et des particularités propres. Certaines personnes auront besoin d'un accompagnement au quotidien, tandis que d'autres mènent une vie autonome et épanouissante, parfois avec des aptitudes remarquables dans des domaines spécifiques comme les sciences, les arts ou la mémoire.

L'autisme touche plusieurs aspects de la vie :

La communication et les relations : Certaines personnes autistes peuvent avoir du mal avec les sous-entendus, les expressions du visage ou les conversations classiques.

Les comportements et centres d'intérêt : Beaucoup aiment suivre des routines précises ou se passionner intensément pour un sujet qui les fascine.

Les sens : Les sons, les lumières ou certaines textures peuvent être ressentis de façon amplifiée, au point de devenir gênants ou inconfortables.

L'autisme n'est ni un défaut ni une incapacité à s'adapter, c'est une autre façon d'être au monde. En apprenant ensemble à mieux comprendre ces différences, nous pouvons non seulement permettre aux personnes autistes et non autistes de mieux s'épanouir, mais aussi enrichir collectivement notre regard sur la diversité humaine.

Pourquoi ce guide ?

Je n'ai jamais vraiment trouvé ma place dans un monde qui fonctionne à une cadence qui n'est pas la mienne, avec ses codes implicites, ses attentes floues et ses injonctions sociales qui me semblent souvent absurdes. Pendant longtemps, je me suis sentie "différente", en décalage avec ce qui semblait être la norme. Ce n'est qu'après un diagnostic que j'ai enfin pu mettre un mot sur ce que je vivais : le Trouble du Spectre de l'Autisme ou TSA.

Ce diagnostic a changé ma vie. Pas parce qu'il m'a "réparée" – je ne suis pas cassée – mais parce qu'il m'a permis de me comprendre et de m'accepter. Ce cheminement n'a pas été facile et c'est précisément pour cette raison que je veux écrire ce guide. Je veux partager ce que j'ai appris et offrir une lumière aux familles, amis et professionnels qui côtoient des personnes autistes.

L'autisme est souvent mal compris. Les clichés et les idées reçues sont nombreux : l'autiste isolé dans sa bulle, l'enfant prodige ou, au contraire, celui qui semble "hors du monde". La réalité est bien plus complexe, c'est cette complexité que je veux faire découvrir. Chaque personne autiste est différente, et pourtant, il y a des similitudes qui nous unissent et nous rendent uniques.

À travers ce guide, je souhaite non seulement offrir des informations claires et accessibles sur le TSA mais aussi briser les barrières de l'incompréhension. Sensibiliser, c'est aider à créer un monde où la différence est perçue comme une richesse et non comme un obstacle.

Pour moi, ce n'est pas seulement une mission, c'est une responsabilité. Parce qu'en comprenant mieux l'autisme, nous pouvons non seulement soutenir les personnes concernées, mais aussi apprendre à voir le monde avec leurs yeux, ce qui, croyez-moi, peut être incroyablement enrichissant.

Ce guide s'adresse à toutes les personnes qui, de près ou de loin, souhaitent mieux comprendre le Trouble du Spectre de l'Autisme (TSA). Que vous soyez parent, enseignant, collègue, ou simplement curieux, ce livre est pour vous.

Les familles et les proches : Parce que vivre avec une personne autiste peut parfois être déroutant, ce guide veut offrir des clés pour mieux comprendre, accompagner et surtout apprécier les spécificités de leurs proches.

Les professionnels : Enseignants, éducateurs, ou encore soignants, vous êtes souvent en première ligne pour accompagner les personnes autistes. Ce livre vous aidera à adapter vos approches, à éviter certains écueils et à instaurer un dialogue plus respectueux.

Les personnes concernées : Si vous êtes autiste ou pensez l'être, ce guide peut vous offrir des pistes pour mieux comprendre votre fonctionnement, trouver des astuces pour le quotidien ou simplement vous sentir moins seul(e).

Les curieux et bienveillants : Vous n'êtes pas directement concerné mais vous souhaitez élargir votre vision du monde, dépasser les clichés, et mieux comprendre ce qu'est l'autisme ? Ce livre est une porte d'entrée idéale.

Avec un langage clair, des anecdotes personnelles et des outils pratiques, ce guide veut être une passerelle entre le monde des personnes autistes et celui des neurotypiques. Parce que, finalement, tout le monde a à gagner en comprenant un peu mieux la richesse de nos différences.

TSA c'est quoi ?

Qu'est-ce que le TSA ?

L'histoire de l'autisme est relativement récente, bien que les particularités qu'il englobe aient probablement toujours existé. Ce n'est qu'au XXe siècle que le concept a émergé et a évolué jusqu'à devenir la compréhension que nous en avons aujourd'hui.

Les premiers indices d'un comportement ressemblant à l'autisme se trouvent dans des écrits historiques décrivant des individus au comportement "différent". Mais ce n'est qu'en 1943 que le pédopsychiatre américain Leo Kanner a identifié pour la première fois ce qu'il a nommé "autisme infantile précoce". Kanner a observé 11 enfants présentant des difficultés marquées dans les interactions sociales, la communication et un attachement rigide aux routines. Il a noté que ces enfants semblaient vivre dans "leur propre monde".

Parallèlement, en 1944, le médecin autrichien Hans Asperger a décrit des enfants qui partageaient des caractéristiques similaires mais avec une expression verbale plus développée. Ce que l'on a longtemps appelé "syndrome d'Asperger" a finalement été intégré dans le spectre de l'autisme.

Pendant des décennies, l'autisme a été mal compris. Dans les années 1950 et 1960, des théories erronées, comme celle des "mères réfrigérateurs", accusaient les parents de provoquer l'autisme par un manque d'affection. Ces idées ont causé beaucoup de tort avant d'être réfutées par des recherches scientifiques solides.

Dans les années 1980, l'autisme a été reconnu comme un trouble neurodéveloppemental, non causé par des facteurs parentaux ou psychologiques. Le diagnostic a évolué, passant d'une définition très restreinte à une compréhension plus large et plus nuancée, intégrée dans le concept de "trouble du spectre de l'autisme" dans le DSM-5 en 2013.

Dans les années 1990 et 2000, le mouvement de la neurodiversité a émergé, porté par des personnes autistes elles-mêmes. Ce mouvement considère l'autisme non pas comme une pathologie à "guérir" mais comme une manière différente de penser et de percevoir le monde. Il milite pour l'acceptation et l'inclusion, en valorisant les forces et les spécificités des personnes autistes.

Aujourd'hui, l'autisme est reconnu comme un spectre qui englobe une grande diversité de profils, allant des personnes très autonomes à celles ayant besoin de soutiens importants. Les recherches continuent d'évoluer, mettant en lumière les causes génétiques et environnementales, ainsi que les meilleures approches pour soutenir les personnes autistes.

Malgré les avancées, des défis subsistent : manque de sensibilisation, stigmatisation, accès limité aux diagnostics et aux soutiens adaptés. Cependant, le regard porté sur l'autisme change progressivement, grâce à la mobilisation des chercheurs, des familles, des professionnels et des personnes autistes elles-mêmes.

Définition scientifique simplifiée

Le Trouble du Spectre de l'Autisme (TSA) est un trouble neurodéveloppemental, c'est-à-dire qu'il affecte le développement du cerveau dès la petite enfance. Cette différence influence la manière dont une personne communique, interagit socialement, perçoit le monde et réagit à son environnement.

Sur le plan scientifique, le TSA est caractérisé par deux grands domaines d'altérations :

1. Les interactions sociales et la communication

Cela peut inclure des difficultés à comprendre les expressions faciales, les gestes ou les sous-entendus, ainsi qu'une manière différente de nouer des relations ou d'exprimer ses émotions.

2. Les comportements répétitifs et les intérêts restreints

Ces personnes peuvent développer des routines rigides, répéter certains gestes ou se passionner intensément pour un sujet précis.

L'autisme est qualifié de "spectre" car il regroupe une grande diversité de profils et de manifestations. Certaines personnes sont non verbales et nécessitent un accompagnement constant, tandis que d'autres sont parfaitement autonomes, parfois avec des aptitudes exceptionnelles dans des domaines spécifiques.

D'un point de vue biologique, le Trouble du Spectre de l'Autisme (TSA) résulte d'une combinaison complexe de facteurs génétiques et environnementaux qui influencent le développement du cerveau dès les premières étapes de la vie. Bien que les chercheurs n'aient pas encore identifié une cause unique et universelle, les avancées scientifiques ont permis de mieux comprendre les mécanismes en jeu.

Les études ont montré que l'autisme a une composante génétique forte. Cela signifie qu'il peut y avoir une prédisposition familiale.

- **Variations génétiques** : Des centaines de gènes ont été identifiés comme jouant un rôle dans le TSA. Ces variations génétiques influencent le développement neuronal, la communication entre les neurones et la plasticité cérébrale (la capacité du cerveau à s'adapter).

- **Transmission héréditaire** : Dans certaines familles, l'autisme est plus fréquent, ce qui suggère que des mutations génétiques spécifiques peuvent être transmises de génération en génération.

- **Mutations de novo** :
  Les "mutations de novo" sont des changements génétiques qui apparaissent pour la première fois dans l'ADN d'une personne. Elles ne sont pas héritées des parents mais se produisent spontanément dans les spermatozoïdes, les ovules ou juste après la fécondation. Cela signifie qu'elles ne sont pas présentes dans l'ADN des parents, mais peuvent être transmises aux générations futures.

Cependant, l'autisme ne peut pas être réduit à un seul "gène de l'autisme". C'est une interaction complexe entre plusieurs gènes, chacun ayant un impact variable.

Les facteurs environnementaux ne provoquent pas à eux seuls l'autisme mais ils peuvent interagir avec les prédispositions génétiques pour augmenter le risque. Ces facteurs agissent principalement pendant la grossesse ou au tout début de la vie.

- **Grossesse et naissance** : Des complications prénatales (comme une infection maternelle, un diabète gestationnel ou une exposition à des toxines) peuvent perturber le développement du cerveau du fœtus.

- **Exposition environnementale** : Certains éléments, comme la pollution de l'air, des pesticides ou certains médicaments pris pendant la grossesse, ont été liés à un risque accru, bien que les preuves ne soient pas encore définitives.

- **Âge des parents** : Un âge parental avancé (particulièrement du côté paternel) a également été associé à une légère augmentation du risque de TSA.

Les interactions entre ces facteurs génétiques et environnementaux influencent la manière dont le cerveau se forme et fonctionne :

- **Différences dans la connectivité neuronale** : Chez les personnes autistes, certaines zones du cerveau peuvent être hyperconnectées (trop d'informations passent à travers les neurones), tandis que d'autres sont moins connectées. Cela affecte la communication entre différentes régions du cerveau.

- **Neurotransmetteurs** : Des anomalies dans les niveaux de neurotransmetteurs comme la sérotonine et le glutamate ont été observées chez les personnes autistes, influençant l'humeur, la mémoire et les interactions sociales.

- **Surcroissance cérébrale** : Chez certains enfants autistes, le cerveau se développe plus rapidement que la moyenne durant les premières années de vie, avant de ralentir. Cela peut entraîner des difficultés dans la régulation des informations sensorielles et sociales.

L'autisme n'est ni causé par un seul facteur génétique, ni par un seul événement environnemental. C'est une interaction subtile et complexe entre les deux. Par exemple, une personne avec une forte prédisposition génétique peut ne jamais développer de TSA si aucun facteur environnemental ne vient influencer le développement cérébral. Inversement, une exposition environnementale à risque n'entraînera probablement pas de TSA chez une personne sans prédisposition génétique.

Cette compréhension multidimensionnelle est cruciale pour déstigmatiser l'autisme et cesser de chercher des "responsables". En effet, l'autisme n'est ni la faute des parents, ni une conséquence des choix de vie, mais une manifestation de la diversité biologique humaine.

Contrairement aux idées reçues, l'autisme n'est pas une maladie, ni le résultat d'une mauvaise éducation ou d'un choix de vie. C'est une manière différente pour le cerveau de fonctionner et d'interpréter le monde, avec ses forces et ses défis propres.

Les critères diagnostiques selon le DSM-5

Le Diagnostic and Statistical Manual of Mental Disorders, 5th Edition (DSM-5), en Français le **Manuel diagnostique et statistique des troubles mentaux, 5ᵉ édition**, est une référence internationale utilisée par les professionnels de santé pour diagnostiquer les troubles neurodéveloppementaux, dont le Trouble du Spectre de l'Autisme (TSA). Selon ce manuel, le diagnostic de TSA repose sur deux grands domaines, accompagnés d'un ensemble de critères spécifiques.

1. Les difficultés persistantes dans la communication et les interactions sociales

Ces difficultés doivent être présentes dans plusieurs contextes (à la maison, à l'école, au travail, etc.) et incluent :

- **Déficits dans la réciprocité sociale ou émotionnelle** : Cela peut se manifester par une difficulté à initier ou à répondre à une interaction sociale, un manque d'intérêt pour les échanges réciproques ou une incapacité à partager ses émotions avec les autres.

- **Déficits dans les comportements de communication non verbale** : Par exemple, des difficultés à utiliser ou interpréter le langage corporel, les expressions du visage, le contact visuel ou le ton de la voix.

- **Difficultés dans le développement, le maintien et la compréhension des relations** : Cela peut inclure une incapacité à adapter son comportement à différents contextes sociaux, une difficulté à se faire des amis ou un manque d'intérêt pour les interactions sociales.

2. Les comportements restreints, répétitifs ou stéréotypés

Pour répondre à ce critère, au moins deux des éléments suivants doivent être observés :

- **Comportements moteurs ou verbaux stéréotypés** : Par exemple, se balancer, battre des mains, répéter des mots ou des phrases (écholalie).

- **Adhésion excessive à des routines ou des rituels** : Une résistance au changement, une insistance sur des règles strictes ou un besoin de suivre des séquences spécifiques.

- **Intérêts restreints ou fixations intenses** : Cela peut inclure une passion démesurée pour un sujet très précis ou un attachement inhabituel à un objet.

- **Réactivité sensorielle inhabituelle** : Une hypersensibilité ou une hyposensibilité aux sons, lumières, textures, goûts, ou autres stimuli sensoriels. Par exemple, être gêné par un bruit de fond léger ou, à l'inverse, rechercher des stimulations fortes comme appuyer fermement sur la peau.

3. Apparition des symptômes dès la petite enfance

Les premiers signes de TSA doivent être présents durant la période de développement précoce, même si certains peuvent ne devenir clairement visibles que plus tard, lorsque les exigences sociales augmentent (par exemple, à l'entrée à l'école).

4. Impact significatif sur le fonctionnement quotidien

Les symptômes doivent causer une limitation significative dans des domaines importants de la vie : les relations sociales, l'apprentissage, le travail ou les activités de la vie quotidienne.

5. Pas mieux expliqué par un autre trouble

Le diagnostic de TSA doit être différencié d'autres troubles pouvant présenter des symptômes similaires, comme un trouble de la communication sociale, une déficience intellectuelle ou des troubles psychiatriques.

Spécifications ajoutées par le DSM-5

Une fois le diagnostic de TSA posé, le DSM-5 précise également :

- **La sévérité** : Elle est évaluée sur une échelle de 1 à 3, en fonction du niveau de soutien nécessaire pour les interactions sociales et les comportements répétitifs.

    - Niveau 1 : Nécessitant un soutien.
    - Niveau 2 : Nécessitant un soutien substantiel.
    - Niveau 3 : Nécessitant un soutien très substantiel.

- **La présence d'une déficience intellectuelle ou d'un retard du langage.**

Ces critères permettent aux professionnels de poser un diagnostic clair et standardisé mais chaque personne autiste reste unique. Le spectre est vaste, et ces critères servent à baliser le diagnostic, sans réduire les individus à une simple liste de symptômes.

Les différences entre TSA, Asperger et autisme sévère

Le Trouble du Spectre de l'Autisme (TSA) regroupe un large éventail de manifestations et de profils, allant de personnes ayant des capacités élevées à celles nécessitant un accompagnement constant. Les termes "Asperger" et "autisme sévère" sont souvent utilisés pour décrire différents points de ce spectre mais leur usage a évolué avec le temps.

1. Le Trouble du Spectre de l'Autisme (TSA)

Depuis l'introduction du DSM-5 en 2013, tous les types d'autisme (autisme classique, syndrome d'Asperger, trouble désintégratif de l'enfance, etc.) ont été regroupés sous une seule appellation : le Trouble du Spectre de l'Autisme. Cette classification reflète la diversité des manifestations, tout en soulignant qu'il s'agit d'un même trouble aux intensités variables.

Comme expliqué plus haut, le TSA se caractérise par :

- Des difficultés dans les interactions sociales et la communication.
- Des comportements répétitifs ou restreints, parfois accompagnés de particularités sensorielles.
- Une grande variabilité dans les capacités intellectuelles et le niveau d'autonomie.

2. Le syndrome d'Asperger

Avant 2013, le syndrome d'Asperger était considéré comme un trouble distinct, souvent appelé "autisme de haut niveau". Bien que ce terme ne soit plus officiellement utilisé dans le DSM-5, il reste courant dans le langage courant et chez certains professionnels.

Le syndrome d'Asperger se distingue par :

- **Pas de retard de langage significatif** : Les personnes Asperger ont souvent un langage développé, avec un vocabulaire riche et des tournures de phrases complexes.

- **Intelligence moyenne ou supérieure** : La majorité des personnes Asperger n'ont pas de déficience intellectuelle. Elles peuvent même exceller dans des domaines spécifiques comme les mathématiques, les sciences ou les arts.

- **Difficultés sociales et comportementales** : Bien qu'elles puissent paraître "fonctionnelles", elles rencontrent souvent des difficultés à comprendre les nuances sociales, les émotions des autres ou les règles implicites de la communication.

- **Intérêts spécifiques et intenses** : Elles peuvent développer des passions très pointues (exemple : les trains, l'astronomie, un jeu vidéo particulier).

L'Asperger est souvent associé à une grande autonomie, mais cela ne signifie pas que les défis sont moindres ; les personnes concernées doivent souvent composer avec une forte anxiété et un sentiment de décalage social.

3. L'autisme sévère

À l'autre extrémité du spectre, l'autisme sévère concerne des personnes ayant des besoins de soutien très importants.

Caractéristiques principales :

- **Difficultés sévères dans la communication** : Beaucoup de personnes autistes sévères sont non verbales ou utilisent des systèmes alternatifs (comme les pictogrammes ou des tablettes) pour communiquer.

- **Comportements marqués** : Des comportements répétitifs très visibles (balancements, battements des mains) ou des crises en cas de changement dans la routine.

- **Déficiences intellectuelles fréquentes** : Une partie des personnes autistes sévères présentent une déficience intellectuelle qui complique encore leur autonomie.

- **Hypersensibilités sensorielles accrues** : Les sons, lumières, textures ou odeurs peuvent provoquer un stress intense.

- **Accompagnement constant** : Ces personnes nécessitent un soutien 24h/24 pour les gestes de la vie quotidienne (alimentation, hygiène, sécurité).

L'autisme sévère peut être mal compris, car ces personnes ont souvent des moyens limités pour exprimer leurs besoins ou leurs émotions mais cela ne signifie pas qu'elles ne ressentent pas ou qu'elles ne comprennent pas.

Résumé des différences

Caractéristique	Syndrome d'Asperger	TSA intermédiaire	Autisme sévère
Langage	Développé, souvent riche	Variable (possible retard)	Souvent non verbal
Intelligence	Moyenne ou supérieure	Variable	Souvent déficience intellectuelle
Autonomie	Grande, mais avec défis sociaux	Autonomie partielle	Nécessite un accompagnement constant
Interactions sociales	Difficultés subtiles	Difficultés modérées	Très limitées
Comportements répétitifs	Présents, mais moins marqués	Visibles	Très marqués
Soutien requis	Faible	Modéré	Élevé

L'approche actuelle du TSA comme un spectre vise à éviter les étiquettes rigides car chaque personne autiste est unique. En comprenant les nuances entre ces profils, on peut mieux accompagner les personnes concernées et reconnaître leur potentiel, quel que soit leur niveau de fonctionnement.

Le spectre

Quand on parle du Trouble du Spectre de l'Autisme (TSA), le mot "spectre" est essentiel. Il illustre la grande variété de profils, de compétences, de sensibilités et de besoins que l'on trouve chez les personnes autistes. Contrairement à une vision figée ou simplifiée, le spectre montre que l'autisme n'est pas un état unique et uniforme, mais un ensemble de caractéristiques qui peuvent se manifester de façons très différentes d'une personne à l'autre.

TSA c'est quoi ?

Imaginez un arc-en-ciel : chaque couleur est distincte mais toutes appartiennent au même ensemble. De la même manière, les personnes autistes partagent certains traits communs, comme des particularités dans la communication ou des intérêts spécifiques, mais l'intensité et la manière dont ces traits se manifestent varient énormément.

Une diversité d'expressions

Le spectre regroupe des personnes aux capacités et besoins très variés. Par exemple :

- Certaines personnes autistes parlent couramment et de façon élaborée, tandis que d'autres sont non verbales et utilisent des supports comme des pictogrammes ou des tablettes pour communiquer.

- L'une peut exceller dans un domaine particulier, comme la musique ou les mathématiques, alors qu'une autre a besoin d'un accompagnement quotidien pour les tâches simples de la vie.

- Certaines peuvent s'épanouir dans des environnements sociaux adaptés, tandis que d'autres évitent ces situations en raison de leur complexité et de leur imprévisibilité.

Ce spectre montre bien que l'autisme ne se résume pas à un "niveau de fonctionnement" unique. En réalité, les compétences d'une personne autiste peuvent être très développées dans un domaine (comme la mémoire) et plus limitées dans un autre (comme la gestion des émotions ou l'interaction sociale).

Un modèle multidimensionnel

Plutôt que de classer les personnes autistes selon une échelle linéaire – "léger" d'un côté, "sévère" de l'autre – il est plus utile de penser à l'autisme comme un modèle multidimensionnel. Chaque personne présente un profil unique, influencé par plusieurs facteurs :

- La communication.
- Les interactions sociales.
- Les comportements répétitifs.
- La gestion sensorielle.
- L'adaptabilité dans la vie quotidienne.

Ces dimensions se croisent et se combinent différemment chez chacun, créant une mosaïque de particularités. Ce modèle aide à mieux comprendre pourquoi deux personnes autistes peuvent sembler si différentes l'une de l'autre tout en partageant des traits fondamentaux.

Comprendre le spectre, c'est accepter que chaque personne autiste a des besoins, des forces et des défis uniques. Cela évite de tomber dans les stéréotypes, comme celui de "l'enfant génie" ou de "l'autiste isolé". Cette diversité nous rappelle qu'il n'existe pas une seule façon d'être autiste, tout comme il n'existe pas une seule façon d'être humain.

En prenant conscience de cette variété, nous pouvons mieux adapter nos approches – dans l'éducation, le travail, ou les relations – pour permettre à chaque personne autiste de s'épanouir à sa manière. Finalement, le spectre ne nous montre pas seulement les différences entre les personnes autistes, il reflète aussi la richesse et la complexité de ce qu'est l'humanité.

Statistiques clés

Les chiffres liés au Trouble du Spectre de l'Autisme (TSA) sont essentiels pour comprendre son ampleur et ses implications mais ils doivent être lus avec précaution. Derrière chaque statistique se cache une personne unique, avec ses propres défis, forces et besoins.

L'autisme est bien plus répandu qu'on ne le croyait il y a quelques décennies. Les études récentes montrent que :

- En moyenne, environ **1 personne sur 100** dans le monde est concernée par le TSA. Ce chiffre peut varier selon les méthodes de diagnostic et les contextes culturels.

- En France, selon des estimations, **environ 700 000 personnes** sont autistes, dont environ 100 000 enfants.

- Les garçons sont diagnostiqués **environ quatre fois plus souvent** que les filles. Cependant, on reconnaît de plus en plus que les filles autistes peuvent être sous-diagnostiquées, car leurs traits passent parfois inaperçus ou se manifestent différemment.

Cette augmentation apparente des cas ne signifie pas nécessairement que l'autisme est plus fréquent qu'avant, mais plutôt que la sensibilisation et les critères de diagnostic se sont améliorés, permettant de reconnaître davantage de profils.

L'âge moyen de diagnostic

Le diagnostic du TSA peut se faire dès le plus jeune âge, parfois dès **18 mois**, lorsqu'un enfant présente des signes précoces comme un retard de langage, une faible interaction sociale ou des comportements répétitifs. Cependant, en pratique, l'âge moyen du diagnostic est souvent plus tardif :

- En France, la plupart des enfants reçoivent un diagnostic autour de **6 à 8 ans**. Cela signifie que de nombreux enfants passent plusieurs années sans un accompagnement adapté.

- Chez les adultes, le diagnostic peut survenir encore plus tard, parfois après des années d'errance médicale ou de malentendus. Beaucoup d'adultes, en particulier les femmes, ne découvrent leur autisme qu'après l'âge de **30 ans**.

Le retard de diagnostic s'explique par plusieurs facteurs :

- Le manque de sensibilisation chez les professionnels de santé.

- Les stéréotypes qui associent l'autisme à des comportements très visibles ou spécifiques.

- Une tendance à minimiser les difficultés des personnes ayant un profil dit "hautement fonctionnel".

Les statistiques montrent que l'autisme est plus courant que ce que beaucoup imaginent et il touche des personnes de tous âges, genres et milieux. Cependant, elles révèlent aussi un défi majeur : la nécessité d'améliorer le dépistage précoce et l'accès à un diagnostic fiable. Un diagnostic rapide permet de mieux accompagner les personnes concernées et de mieux comprendre leurs besoins spécifiques.

TSA c'est quoi ?

Les signes et caractéristiques du TSA

Dans le chapitre précédent, nous avons abordé les grandes lignes du Trouble du Spectre de l'Autisme (TSA). Cependant, il est impossible de saisir toute la richesse et la complexité de ce spectre sans plonger plus profondément dans ses manifestations. Commençons par explorer un aspect central et souvent mal compris : les difficultés dans la communication et les interactions sociales.

Les difficultés dans la communication et les interactions sociales

Les interactions humaines sont au cœur de la vie en société mais pour une personne autiste, elles peuvent représenter un véritable casse-tête. Ce n'est pas un manque d'intérêt pour les autres, comme certains le pensent à tort, mais une difficulté à décoder et à s'adapter à des règles sociales souvent implicites.

1. La compréhension des non-dits

Le langage humain ne se limite pas aux mots. Il y a les expressions du visage, les gestes, le ton de la voix, les sous-entendus... autant de couches qui enrichissent une conversation, mais qui peuvent devenir des obstacles pour une personne TSA. Par exemple, une phrase comme "C'est du propre !" dite sur un ton sarcastique peut être interprétée littéralement, sans saisir l'ironie.

Certaines personnes autistes décrivent les interactions sociales comme un jeu où les règles changent constamment, sans explications. Cela peut entraîner des incompréhensions, des malaises ou un sentiment d'isolement.

2. L'initiation et le maintien des conversations

Démarrer une conversation peut être une montagne à gravir. Faut-il parler en premier ? Quel sujet aborder ? Comment savoir si l'autre personne est intéressée ? Autant de questions qui, pour quelqu'un sur le spectre, peuvent nécessiter une réflexion intense.

Même lorsque la conversation est lancée, la maintenir peut être difficile. Les silences, les interruptions ou les changements de sujet soudains peuvent désarçonner. Cela peut donner l'impression que la personne autiste est distante ou désintéressée, alors qu'elle essaie simplement de suivre le fil.

3. Les relations sociales

Nouer des amitiés ou des relations plus profondes demande une compréhension subtile des codes sociaux, ce qui peut être un défi majeur pour une personne TSA. Parfois, il ne s'agit pas d'un manque d'envie, mais d'une difficulté à comprendre comment se rapprocher des autres ou à gérer les attentes sociales qui en découlent.

Certaines personnes sur le spectre trouvent les relations sociales fatigantes. Le "camouflage social", c'est-à-dire l'effort conscient pour s'adapter et paraître "neurotypique", peut demander une énergie énorme, laissant peu de place pour profiter pleinement de l'interaction.

4. Une communication différente mais riche

Ces difficultés ne signifient pas que les personnes autistes ne peuvent pas communiquer ou établir des relations. Leur communication peut simplement prendre des formes différentes :

Certaines utilisent des moyens alternatifs, comme des pictogrammes, des tablettes ou des outils visuels.

D'autres développent une manière directe et franche de parler, parfois perçue comme rafraîchissante par leur entourage.

Cette différence peut enrichir les relations, à condition que les interlocuteurs soient ouverts et compréhensifs. Il s'agit avant tout d'adopter une approche adaptée, qui respecte le rythme et les besoins de chacun.

Les comportements répétitifs et les intérêts restreints

Dans le quotidien d'une personne autiste, les comportements répétitifs et les intérêts spécifiques occupent une place centrale. Ces traits, souvent mal compris, ne sont pas des caprices ou des habitudes sans raison. Ils sont une manière d'interagir avec un monde parfois difficile à appréhender, une ancre dans une réalité qui peut sembler chaotique.

Ces gestes qui rassurent

Les comportements répétitifs, aussi appelés stéréotypies, sont des mouvements ou des actions qui se répètent inlassablement. Ils peuvent paraître étranges pour quelqu'un qui les observe de l'extérieur, mais pour la personne concernée, ils sont comme une mélodie apaisante dans le tumulte du quotidien.

Quelques exemples fréquents :

- Se balancer doucement sur sa chaise ou d'un pied à l'autre.

- Jouer avec un objet de manière répétitive, comme tourner un crayon ou regarder une lumière à travers un verre.

- Répéter les mêmes mots, les mêmes sons, comme une petite chanson qui rassure.

- Suivre une séquence précise dans une routine quotidienne : toujours mettre sa chaussette droite avant la gauche, ranger ses affaires dans un ordre précis.

Ces gestes sont bien plus qu'une habitude. Ils sont souvent une réponse instinctive au stress, un moyen de retrouver une sensation de calme face à un environnement qui peut sembler imprévisible ou trop bruyant.

Des passions qui éclairent tout

Les intérêts restreints ou spécifiques sont une autre facette fascinante de l'autisme. Ce sont des passions qui prennent une intensité peu commune, une profondeur qui va au-delà de l'ordinaire. Ces centres d'intérêt deviennent des refuges, des sources de plaisir et parfois de grandes réussites.

Des exemples concrets

- Un enfant qui peut nommer toutes les planètes, leurs lunes, leurs orbites, avec une précision digne d'un astronome.

- Une fascination pour les trains, qui ne se limite pas à leur apparence, mais s'étend aux horaires, aux trajets, aux moteurs.

- Une personne qui consacre des heures à démonter et remonter des objets pour comprendre leur fonctionnement, chaque vis, chaque ressort devenant une aventure.

Ces passions ne sont pas un "excès" mais une manière pour ces personnes de se connecter au monde, de trouver de la joie dans des détails que beaucoup ignorent. Souvent, elles deviennent des atouts : une expertise, une manière unique de voir et d'explorer.

Pour les personnes autistes, les comportements répétitifs et les intérêts spécifiques jouent un rôle fondamental dans leur quotidien. Ils ne sont pas de simples habitudes, mais des mécanismes essentiels qui permettent de naviguer dans un monde souvent ressenti comme imprévisible ou intense.

Ces comportements et intérêts apportent d'abord une stabilité précieuse. Dans un environnement où les changements et les imprévus peuvent être source de grande détresse, le fait d'avoir une routine bien définie ou un centre d'intérêt passionnant offre un ancrage. C'est une base solide qui permet de structurer la journée et de se sentir en sécurité face aux aléas.

Ils jouent également un rôle apaisant. Les gestes répétitifs, comme se balancer, toucher un objet ou répéter une phrase, agissent un peu comme une forme de méditation. Ces gestes aident à calmer les esprits quand le bruit, la lumière ou l'agitation extérieure deviennent trop envahissants. Ils sont une manière instinctive et efficace de retrouver un équilibre.

Enfin, ces intérêts spécifiques ouvrent des portes inattendues. Ils permettent de développer des compétences approfondies, de plonger dans des domaines qui passionnent et de découvrir des talents uniques. Ces passions ne sont pas seulement un refuge, elles peuvent aussi devenir des atouts, des chemins vers des apprentissages enrichissants ou même des réalisations personnelles et professionnelles.

Plutôt que de vouloir changer ou corriger les comportements répétitifs et les intérêts spécifiques des personnes autistes, il est essentiel de comprendre qu'ils ont leur raison d'être et qu'ils méritent d'être respectés.

Ces traits font partie de leur manière de vivre et de se connecter au monde. Les accepter et les soutenir, c'est leur offrir une chance de s'épanouir dans un environnement qui leur convient.

Encourager leurs passions est une excellente manière de commencer. Ces intérêts, parfois intenses ou surprenants pour les autres, sont une véritable force. Ils peuvent servir de point de départ pour apprendre, créer des liens, ou tout simplement partager des moments heureux. Ce ne sont pas des limitations, bien au contraire : ce sont souvent des sources de découvertes et de réalisation personnelle.

Soutenir les routines est tout aussi important. Pour une personne autiste, suivre un ordre précis dans ses tâches ou ses activités apporte une forme de calme et de stabilité. Ce ne sont pas des rigidités à briser, mais des repères qui les aident à naviguer dans leur quotidien. Les respecter, c'est leur permettre de se sentir en sécurité dans un monde qui, souvent, leur semble imprévisible.

Enfin, il arrive que certains comportements répétitifs ne soient pas adaptés à une situation particulière. Dans ces cas-là, il est possible de proposer des alternatives avec douceur et respect. L'objectif n'est pas de supprimer ce comportement, mais d'offrir une autre activité ou un geste qui procure le même apaisement. Cela permet à la personne de rester en harmonie avec elle-même tout en répondant aux besoins du moment.

Par exemple, imaginons une personne autiste qui, pour se rassurer dans un moment de stress, a l'habitude de battre des mains ou de claquer des doigts. Ce comportement peut être parfaitement acceptable dans un environnement familier ou peu fréquenté mais dans un lieu très calme, comme une bibliothèque ou une réunion professionnelle, cela pourrait gêner les autres ou attirer une attention non désirée.

Dans ce cas, plutôt que de demander à la personne d'arrêter ce comportement, on peut lui proposer une alternative qui procure le même effet apaisant comme :

- Donner un objet sensoriel comme une balle anti-stress ou un petit objet à manipuler discrètement. Cela permet à la personne de canaliser son besoin de mouvement sans perturber l'environnement.

- Proposer un geste plus discret comme tapoter doucement avec les doigts sur sa cuisse ou presser ses mains ensemble.

- Si possible, permettre à la personne de s'éloigner brièvement dans un endroit où elle peut exprimer son besoin sans contrainte.

L'idée n'est pas de supprimer le comportement, mais de trouver une solution qui respecte le besoin de la personne tout en s'adaptant au contexte. Cette approche permet à la personne de rester elle-même tout en gérant les attentes de l'environnement.

Hypersensibilités sensorielles : sons, lumières, textures, etc.

L'hypersensibilité sensorielle est une caractéristique fréquente chez les personnes autistes. Elle désigne une perception exacerbée ou amplifiée des stimuli sensoriels qui nous entourent. Pour une personne non autiste, un bruit de fond, une lumière vive ou un certain type de tissu peuvent passer inaperçus ou être facilement tolérés. Pour une personne autiste, ces mêmes stimuli peuvent devenir envahissants, dérangeants, voire insupportables.

Les sons

L'hypersensibilité auditive est l'un des aspects les plus courants. Les sons, qu'ils soient forts, aigus ou répétés, peuvent être perçus de manière démesurée. Un bruit que vous pourriez qualifier de discret peut résonner comme une explosion dans les oreilles d'une personne hypersensible.

Exemples :

- Le bourdonnement d'un néon ou le tic-tac d'une horloge peuvent devenir obsédants, empêchant de se concentrer.

- Les bruits soudains, comme une sirène ou un klaxon, peuvent provoquer un sursaut ou un sentiment de panique.

- Les environnements bruyants, comme les centres commerciaux ou les fêtes, sont souvent écrasants, car tous les sons semblent se mélanger en une cacophonie impossible à filtrer.

Les lumières

Les hypersensibilités visuelles peuvent rendre certaines lumières ou couleurs extrêmement gênantes. Les lumières clignotantes, les contrastes violents ou les reflets peuvent devenir une source de stress.

Exemples :

- Les lumières fluorescentes, souvent utilisées dans les écoles ou les bureaux, peuvent être perçues comme agressives, avec leur scintillement subtil mais constant.

- Une pièce très éclairée ou baignée de soleil peut devenir intolérable, nécessitant de porter des lunettes de soleil ou de chercher un espace plus sombre.

- Les écrans d'ordinateur ou de téléphone, s'ils sont trop lumineux ou utilisés sans filtres, peuvent provoquer fatigue ou irritation.

Les textures

L'hypersensibilité tactile peut rendre certains contacts physiques ou matériaux inconfortables, voire insupportables. Ce qui est agréable pour l'un peut être une véritable source de malaise pour l'autre.

Exemples :

- Les étiquettes dans les vêtements ou les coutures trop épaisses peuvent irriter la peau. Certaines personnes préfèrent des vêtements sans coutures ou en matières spécifiques comme le coton doux.

- Toucher certaines surfaces, comme du velours ou du plastique granuleux, peut provoquer des frissons désagréables.

- Les contacts physiques, même amicaux comme une tape sur l'épaule ou une poignée de main, peuvent être ressentis comme intrusifs ou dérangeants.

Les goûts et les odeurs

L'hypersensibilité sensorielle ne se limite pas aux sons, aux lumières et aux textures. Les goûts et les odeurs peuvent également être perçus de manière amplifiée.

Exemples :

- Une personne autiste peut refuser certains aliments non pas à cause de leur goût, mais de leur texture ou de leur odeur. Par exemple, une purée trop grumeleuse ou un poisson avec une odeur forte.

- Les parfums ou les produits ménagers très odorants peuvent provoquer des nausées ou des maux de tête.

- Dans les espaces publics, comme un restaurant ou un bus, les multiples odeurs qui se mélangent (nourriture, parfums, fumées) peuvent devenir écrasantes.

Ces hypersensibilités peuvent transformer des situations banales en défis épuisants. Une simple sortie au supermarché, par exemple, peut être une expérience sensorielle écrasante : le bruit des caddies, les lumières vives, les odeurs des produits ménagers, le contact de la foule... Tous ces éléments peuvent se combiner pour provoquer un stress intense ou une surcharge sensorielle.

Les hypersensibilités sensorielles peuvent rendre certaines situations du quotidien très difficiles pour une personne autiste. Il est pourtant possible de rendre ces moments plus vivables en faisant de petits ajustements, pensés pour répondre à leurs besoins. Ces gestes demandent de l'attention et une réelle volonté d'adaptation mais ils peuvent changer beaucoup de choses.

Réduire les stimulations est souvent une première étape importante. Par exemple, dans des lieux très bruyants comme les supermarchés ou les salles bondées, le port d'un casque antibruit ou de bouchons d'oreilles peut grandement soulager. Si la lumière est trop agressive, utiliser des ampoules plus douces ou tamiser l'éclairage permet de diminuer l'inconfort. Enfin, éviter les moments d'affluence dans les endroits publics rend les sorties beaucoup plus supportables et agréables.

Pour quelqu'un qui est hypersensible au toucher, offrir des vêtements sans étiquettes ou en tissus doux peut être un vrai soulagement. Si les odeurs fortes posent problème, on peut opter pour des produits sans parfum ou moins marqués. Ces petites adaptations montrent qu'il est possible de respecter les besoins de la personne sans bouleverser le quotidien.

Créer des espaces apaisants est une solution qui peut faire une grande différence. Prévoir un endroit calme, loin des stimulations, que ce soit à la maison, au travail ou à l'école, permet à la personne de se ressourcer. Cela peut être une pièce avec une lumière douce, peu de bruit et des objets qui réconfortent, comme un coussin préféré ou un objet sensoriel.

Enfin, il faut permettre à la personne d'exprimer ce qui la gêne, que ce soit par des mots, des gestes ou des outils visuels. En observant ses réactions et en posant des questions, on peut mieux comprendre ses besoins et trouver ensemble des solutions adaptées. L'important est de lui montrer qu'elle est entendue et que son bien-être est pris en compte.

En adoptant ces pratiques, on ne cherche pas à transformer la personne mais à lui offrir un environnement dans lequel elle se sent bien. Ces ajustements, même simples, témoignent d'une vraie attention et d'un respect pour ce qu'elle vit.

La gestion des émotions et des crises

Les émotions, chez les personnes autistes, peuvent être ressenties de manière très intense, qu'il s'agisse de joie, de colère, de peur ou de tristesse. Cette intensité émotionnelle, combinée à des difficultés pour identifier ou exprimer ces ressentis, peut parfois conduire à des situations de crise. Comprendre ces mécanismes et savoir y répondre est essentiel pour offrir un soutien adapté et bienveillant.

1. Des émotions vécues intensément

Pour beaucoup de personnes autistes, les émotions ne sont pas de simples états passagers. Elles peuvent être comme une vague déferlante, difficile à contenir. Une contrariété mineure, perçue par d'autres comme anodine, peut devenir écrasante. De même, une joie intense peut s'exprimer de manière inattendue, par des gestes ou des vocalisations spontanées.

Cette intensité émotionnelle est souvent liée à des difficultés dans la reconnaissance ou la régulation des émotions. Une personne peut ressentir une forte colère sans réussir à identifier son origine ou trouver un moyen de l'apaiser. Parfois, cette difficulté à nommer les émotions (appelée alexithymie) peut provoquer une confusion intérieure qui amplifie le malaise.

2. Les déclencheurs des crises

Les crises, souvent appelées "meltdowns" ou "shutdowns", se produisent lorsque la personne autiste est submergée par une accumulation de stress, d'émotions ou de stimuli sensoriels. Elles ne sont pas des "caprices" ou des comportements délibérés mais une réaction à une surcharge qui devient insupportable.

Exemples de déclencheurs fréquents :

- Une situation imprévue qui brise une routine bien établie.
- Une surcharge sensorielle (bruit, lumière, foule).
- Une situation sociale perçue comme trop complexe ou trop exigeante.
- Une émotion refoulée qui finit par exploser.

Les crises peuvent se manifester de différentes façons : cris, pleurs, agitation physique, ou au contraire repli sur soi et mutisme. Chaque personne a sa propre manière de réagir mais ces moments reflètent toujours un besoin urgent de retrouver du calme et de la sécurité.

3. Comment accompagner une personne en crise

Face à une crise, l'objectif principal est d'aider la personne à retrouver un état d'apaisement, sans la juger ou la brusquer. Voici quelques approches :

- **Créer un espace de calme** : Si possible, éloigner la personne de la source de stress ou du public, dans un endroit où elle peut se sentir en sécurité.

- **Respecter son rythme** : Éviter les questions ou les demandes qui risquent d'amplifier la surcharge. Laissez la personne s'apaiser à son propre rythme.

- **Offrir des repères familiers** : Parfois, un objet rassurant, une chanson apaisante ou une routine connue peut aider à rétablir une sensation de contrôle.

- **Utiliser un ton doux et posé** : Parler avec calme, sans élever la voix, peut faire toute la différence. Les injonctions ou les critiques risquent d'aggraver la situation.

- **Soutenir physiquement si cela est accepté** : Pour certains, un contact physique doux, comme une main sur l'épaule ou un câlin, peut être apaisant. Mais ce n'est pas le cas pour tout le monde : respectez toujours les limites de la personne.

4. La prévention des crises

Prévenir les crises est tout aussi important que savoir les gérer. Cela passe par une meilleure compréhension des besoins et des limites de la personne.

- **Identifier les déclencheurs** : Observer les situations ou les stimuli qui provoquent du stress et les éviter autant que possible.

- **Aménager l'environnement** : Réduire les sources de surcharge sensorielle, prévoir des espaces calmes, et respecter les routines.

- **Apprendre à exprimer les émotions** : Aider la personne à mettre des mots ou des images sur ce qu'elle ressent, grâce à des outils comme des cartes émotionnelles ou des supports visuels.

- **Proposer des pauses régulières** : Permettre à la personne de se retirer ou de faire une activité qui l'apaise avant qu'elle ne se sente submergée.

5. Une approche respectueuse et bienveillante

La gestion des émotions et des crises chez une personne autiste demande avant tout de la patience et de l'empathie. Il ne s'agit pas de "calmer à tout prix", mais de comprendre et de répondre aux besoins de la personne dans ces moments de vulnérabilité. Chaque crise est une opportunité d'apprendre, de mieux se connaître et d'ajuster son approche pour prévenir de futures situations difficiles.

En offrant un soutien respectueux, on permet à la personne de traverser ces moments avec dignité et de retrouver son équilibre dans un environnement qui lui est favorable.

Exemple concret : Ethan et ses crises matinales

Ethan, un petit garçon autiste en classe de CP, vit une crise chaque matin dans la voiture en route pour l'école. Ses parents, épuisés par ces moments de tension, ne comprennent pas ce qui provoque ces réactions. Chaque départ devient un combat, avec des pleurs, des cris, et parfois un refus catégorique de descendre de la voiture une fois arrivés. Pourtant, une fois en classe, Ethan semble s'apaiser progressivement.

La première étape pour comprendre les crises d'Ethan est d'observer et d'analyser la situation :

- **La transition maison-école** : Passer d'un environnement familier et sécurisé à un lieu plus imprévisible peut être une source d'anxiété pour lui.

- **Les stimuli sensoriels** : Le trajet en voiture peut inclure des éléments perturbateurs : le bruit de la circulation, la lumière matinale, ou même l'inconfort de son siège.

- **Les émotions non exprimées** : Ethan pourrait ressentir de la peur ou de l'inquiétude à l'idée d'aller à l'école, sans savoir comment l'exprimer autrement qu'en ayant une crise.

- **Les changements dans la routine** : Si l'heure de départ, l'itinéraire, ou même l'ordre des étapes matinales varient, cela peut amplifier son stress.

Pour aider Ethan, ses parents peuvent tenter plusieurs ajustements, en s'adaptant à ses besoins spécifiques :

Avant de partir, établir une routine claire et prévisible peut aider à réduire son anxiété. Par exemple, utiliser un emploi du temps visuel pour lui montrer chaque étape du matin (se lever, s'habiller, manger, monter en voiture). Cela lui donne un cadre rassurant.

Si les stimuli sensoriels sont une source de problème, ses parents peuvent essayer d'ajuster l'environnement :

- Utiliser des écouteurs ou des bouchons d'oreilles pour atténuer le bruit.

- Mettre des lunettes de soleil pour réduire la gêne causée par la lumière.

- Lui donner un objet sensoriel à manipuler dans la voiture (balle anti-stress, peluche favorite) pour le réconforter.

Associer le départ à un moment positif peut aussi l'aider. Par exemple, écouter sa chanson préférée ou un livre audio qu'il aime peut détourner son attention de l'angoisse.

En discutant avec l'enseignant ou l'équipe éducative, les parents peuvent s'assurer qu'Ethan est accueilli dans des conditions adaptées. Si une transition douce est nécessaire (comme un moment de calme avant d'entrer en classe), cela peut réduire son appréhension.

Malgré ces ajustements, Ethan peut encore avoir des moments difficiles. Dans ces cas-là :

- **Rester calme et patient** : Montrer de la compréhension sans le presser ou le gronder. Une attitude apaisante l'aidera à se sentir en sécurité.

- **Respecter ses besoins** : Si possible, prendre quelques minutes pour lui permettre de se calmer avant de poursuivre la routine.

- **Lui parler doucement** : Expliquer les étapes suivantes avec des mots simples, sans surcharger d'informations.

À long terme, aider Ethan à mieux gérer ses émotions peut être bénéfique. Des outils comme des pictogrammes d'émotions ou des cartes qui montrent comment il se sent peuvent lui permettre d'exprimer ses inquiétudes sans passer par une crise. Travailler sur cette reconnaissance émotionnelle avec un professionnel (psychologue ou éducateur spécialisé) peut aussi être utile.

Les points forts des personnes autistes

Quand on évoque l'autisme, on pense souvent aux difficultés liées à la communication ou aux comportements. Mais ce qu'on oublie souvent, c'est la richesse et les talents que nombreux d'entre-eux possèdent. Parmi ces points forts, on trouve une logique implacable, une mémoire impressionnante et une créativité étonnante. Ces qualités, bien qu'elles soient parfois discrètes, méritent d'être mises en lumière, car elles constituent une véritable force dans leur manière unique d'appréhender le monde.

La logique est un domaine où les personnes autistes excellent souvent. Leur pensée est claire, méthodique et orientée vers les solutions. Contrairement à beaucoup de gens qui se laissent parfois influencer par leurs émotions ou des suppositions, elles analysent les problèmes avec une objectivité frappante. Elles peuvent repérer des incohérences dans des systèmes complexes ou trouver des solutions inédites grâce à une réflexion en dehors des cadres traditionnels. Cette capacité est précieuse dans des domaines comme les mathématiques, l'informatique ou encore les sciences, où leur manière différente de penser permet d'apporter une vision nouvelle.

La mémoire est un autre atout souvent méconnu. Certaines personnes autistes possèdent une capacité exceptionnelle à retenir des détails, des faits ou des événements avec une précision étonnante. Elles peuvent se souvenir de dates, de chiffres ou de conversations avec une clarté que beaucoup pourraient envier. Cette aptitude leur permet de maîtriser rapidement des sujets complexes ou de devenir des experts dans leurs domaines d'intérêt. Ce don peut être particulièrement utile dans des professions qui exigent rigueur et précision.

Et puis, il y a **la créativité**. Contrairement à un cliché répandu, les personnes autistes ne sont pas figées dans une pensée rigide. Bien au contraire, leur perception unique du monde nourrit une imagination débordante. Elles peuvent inventer des histoires riches et cohérentes, créer des œuvres d'art marquées par une originalité frappante, ou encore développer des idées novatrices dans des domaines variés. Leur sensibilité particulière leur permet de voir des connexions inattendues ou de s'attacher à des détails que d'autres ne remarquent même pas.

Une journée type dans la vie d'une personne TSA

Pour illustrer ce que peut être le quotidien d'une personne autiste, prenons l'exemple d'Anna, une jeune femme de 25 ans vivant seule dans un petit appartement. Anna travaille à mi-temps dans une bibliothèque, un environnement calme qu'elle apprécie pour son ordre et sa prévisibilité. Sa journée est construite autour de routines précises, qui lui apportent sécurité et stabilité.

Le réveil d'Anna sonne toujours à la même heure, 7h30, et elle se lève immédiatement. La perspective d'un retard, même de quelques minutes, la mettrait dans un état d'anxiété difficile à gérer. Elle commence par une douche rapide, toujours dans le même ordre : laver ses cheveux d'abord, puis le reste, et enfin sécher soigneusement chaque partie de son corps. Ce rituel lui permet de se concentrer et de démarrer sa journée sur une base familière.

Le petit-déjeuner est un autre moment clé. Anna mange toujours la même chose : des céréales et un thé légèrement sucré. Les variations alimentaires ne sont pas son fort, car elles demanderaient une adaptation sensorielle et mentale qu'elle préfère éviter. Pendant qu'elle mange, elle écoute une playlist qu'elle a elle-même créée, composée de chansons douces et répétitives. Ce fond sonore lui permet de se concentrer sur son repas sans que son esprit s'égare.

Vers 8h30, Anna quitte son appartement pour prendre le bus. Ce moment, pourtant anodin pour beaucoup, est une source de stress pour elle. Les bruits, les odeurs, et la proximité avec les autres passagers peuvent rapidement la submerger. Pour limiter l'impact, elle porte des écouteurs avec de la musique, ce qui l'aide à filtrer les sons environnants. Elle choisit aussi un siège près de la fenêtre pour éviter de se retrouver coincée entre deux personnes et le plus proche de la sortie, pour éviter de se faufiler entre les autres usagers.

Anna commence sa journée à la bibliothèque à 9h. Sa mission principale est de ranger les livres dans les rayonnages. Ce travail, qui peut sembler répétitif à certains, lui apporte un grand apaisement. La logique de classification et l'ordre des étagères sont pour elle une source de confort. Cependant, les interactions avec les collègues ou les visiteurs peuvent être difficiles. Elle redoute particulièrement les questions vagues ou imprévues, comme "Pouvez-vous me recommander un bon livre ?". Ces situations la mettent mal à l'aise, car elles exigent des réponses rapides et ouvertes, ce qui n'est pas son point fort.

À 13h, Anna termine sa journée de travail et rentre chez elle. Ce moment est essentiel pour elle, car il marque le début de son "temps de récupération". Après avoir été exposée à des stimuli sociaux et sensoriels, elle a besoin de se recentrer. Elle prend son déjeuner et passe souvent une heure à regarder une série qu'elle connaît par cœur. Ces rediffusions, loin de l'ennuyer, l'apaisent : l'absence de surprises lui permet de se détendre complètement.

En fin d'après-midi, Anna se réserve un temps pour cuisiner. Elle aime les plats simples, qu'elle peut préparer de manière méthodique, sans se presser. Après le dîner, elle se détend en lisant un roman ou en regardant une série policière. Elle choisit des récits où les personnages sont complexes, avec une intrigue psychologique, car cela résonne avec son intérêt pour le fonctionnement humain.

À 21h30, Anna commence son rituel du coucher : préparer ses affaires pour le lendemain, baisser la lumière, et écouter un podcast sur son sujet de prédilection. Elle s'endort généralement à 22h, en sachant que le lendemain suivra le même schéma. Cette prévisibilité est essentielle pour son bien-être, car elle lui permet de limiter les imprévus et de se concentrer sur ce qu'elle maîtrise.

Pour Anna, chaque journée est une combinaison d'habitudes rassurantes et de moments de découverte intense. Son intérêt pour la psychologie sociale lui offre un cadre passionnant qui nourrit sa curiosité et donne du sens à son quotidien. Mais cet équilibre est fragile, il repose sur des routines bien ancrées et une attention constante à ses besoins sensoriels et émotionnels. Ce rythme est exigeant mais il lui permet de s'épanouir à sa manière, en explorant le monde à travers son propre prisme.

TSA c'est quoi ?

TSA et éducation

Adapter l'apprentissage à un enfant ou adulte TSA

Apprendre peut être un défi, mais aussi une expérience incroyablement enrichissante si on donne les bonnes clés. Ce n'est pas une question de méthode unique ou de "recette magique", mais plutôt d'attention, de compréhension, et parfois de créativité pour trouver ce qui fonctionne. Que ce soit pour un enfant en classe ou un adulte en formation, chaque apprentissage doit être pensé autour des particularités de la personne.

Prenons l'exemple de Jules, un garçon de 8 ans passionné par l'espace. À l'école, les mathématiques le stressent : les consignes sont souvent trop rapides, il se perd dans les explications orales. Pourtant, dès qu'il s'agit de calculer le temps qu'une fusée mettrait pour atteindre Mars, il se plonge dans l'exercice avec enthousiasme. En réalité, Jules n'a pas de problème avec les maths, il a juste besoin d'un cadre clair et d'un lien avec ce qu'il aime. On a commencé par écrire les consignes sous forme de pictogrammes et à les relier à son intérêt pour les planètes. Résultat : non seulement il progresse, mais il y prend même du plaisir.

C'est là tout l'enjeu, partir des forces et des centres d'intérêt de la personne. Les passions, souvent intenses chez les personnes TSA, ne sont pas des "lubies" comme certains pourraient le penser mais de véritables portes d'entrée pour les aider à comprendre et s'engager. Cela peut être un enfant qui adore les trains ou un adulte fasciné par l'histoire médiévale. Ces intérêts ne sont pas des obstacles à l'apprentissage, ils en sont le carburant.

Ensuite, il faut savoir que la manière dont les informations sont présentées peut tout changer. Beaucoup de personnes autistes, moi y compris, fonctionnent mieux avec des supports visuels. Un long discours peut rapidement devenir brouillon dans nos têtes, alors qu'un tableau, une liste ou un schéma apporte une clarté immédiate. C'est un peu comme donner une carte avant de commencer un voyage : ça rassure et ça guide.

Et puis, il y a cette idée simple mais tellement importante : avancer par petites étapes. On ne peut pas demander à quelqu'un de gravir une montagne d'un seul coup. Par exemple, au lieu de dire "écris une rédaction", on peut commencer par : trouve une idée, puis écris une phrase d'introduction et ainsi de suite. Chaque étape devient une réussite en elle-même.

Enfin, il ne faut pas oublier que l'apprentissage, pour une personne autiste, peut être épuisant. Les stimuli extérieurs, la concentration intense, le besoin constant d'adaptation...

Tout cela demande beaucoup d'énergie. C'est pourquoi il est essentiel de prévoir des pauses. Pas des pauses imposées ou standardisées mais des moments où la personne peut choisir ce qui l'apaise : écouter une chanson, marcher un peu ou simplement s'asseoir dans le silence.

Apprendre n'est pas absorber des connaissances, c'est un travail émotionnel et sensoriel constant. Avec un peu d'écoute et d'ajustement, on peut transformer ce qui semblait inaccessible en une expérience riche et positive. Et parfois, c'est même dans ces moments-là qu'on découvre des talents qu'on n'aurait jamais imaginés.

Les bénéfices de l'école inclusive

L'école inclusive, c'est un concept qui fait rêver sur le papier : une école où chaque enfant, quelles que soient ses particularités, a sa place. Une école où les différences ne sont pas des obstacles, mais des richesses. Mais en réalité, inclure un enfant autiste dans une école "classique", ce n'est pas toujours simple. Cela demande du travail, de l'adaptation, et surtout une volonté collective de comprendre et d'agir. Malgré les défis, quand c'est bien fait, les bénéfices peuvent être immenses, pour l'enfant, mais aussi pour l'école dans son ensemble.

Pour un enfant autiste, être inclus dans une école "normale", c'est bien plus qu'apprendre à lire, écrire et compter. C'est l'opportunité d'évoluer dans un cadre social, de côtoyer des enfants de son âge, d'apprendre à interagir dans un monde où tout ne sera pas adapté à lui. Mais attention : inclure ne veut pas dire "intégrer de force". Si l'environnement n'est pas prêt, cela peut devenir un cauchemar.

Prenons l'exemple de Léo, un garçon de 9 ans qui a rejoint une classe de CE2 après avoir été en unité spécialisée. Pendant les premières semaines, il refusait de participer, restait dans son coin, et ses camarades ne savaient pas comment s'adresser à lui. Puis, grâce au soutien d'une auxiliaire de vie scolaire (AVS) et à des séances pour sensibiliser la classe, les choses ont changé. Les enfants ont commencé à le voir non pas comme "différent", mais comme un camarade avec des besoins spécifiques. Léo, lui, a appris à s'intégrer peu à peu, à son rythme. Ce genre de progrès, même s'il est lent, peut changer une vie.

Ce qu'on oublie souvent de dire, c'est que l'école inclusive ne profite pas seulement à l'enfant autiste mais aussi à ses camarades. Grandir avec quelqu'un de différent, c'est apprendre la patience, l'empathie et une certaine souplesse. Les enfants qui partagent leur classe avec un élève autiste comprennent vite que tout le monde ne fonctionne pas de la même manière, et ça, c'est une leçon qu'aucun manuel ne peut enseigner.

Mais soyons honnêtes : cela ne se fait pas toujours sans accroc. Il y a des jours où les enseignants se sentent dépassés, où les camarades s'impatientent, où les parents se demandent si leur enfant n'aurait pas été mieux ailleurs. Ce n'est pas parfait. Pourtant, quand les efforts sont là, les bénéfices finissent par apparaître. Une école inclusive qui fonctionne, c'est un microcosme de la société, un lieu où les enfants apprennent à vivre ensemble avec leurs forces et leurs failles.

Dire que l'inclusion est bénéfique, c'est bien, mais nier les difficultés, ce serait mentir. L'école inclusive, telle qu'elle existe aujourd'hui, est encore loin d'être idéale. Manque de moyens, enseignants pas toujours formés, AESH (Accompagnant des Élèves en Situation de Handicap) absents ou surchargés : les obstacles sont nombreux. Certains enfants autistes se retrouvent isolés dans une classe parce que personne ne sait comment interagir avec eux. D'autres souffrent parce que leur hypersensibilité n'est pas prise en compte : une lumière trop vive, une cloche qui sonne trop fort, des consignes trop rapides, et voilà la crise qui éclate.

Les bénéfices de l'école inclusive dépendent entièrement des moyens mis en œuvre pour accompagner l'enfant. Quand un AESH formé est présent, que l'enseignant est soutenu, que la classe est sensibilisée, les résultats peuvent être extraordinaires. Mais sans cela, l'inclusion peut devenir une source de souffrance, pour l'enfant autiste comme pour les autres.

Malgré les imperfections, l'école inclusive reste un modèle à défendre. Elle rappelle que chaque enfant a le droit d'apprendre avec les autres, de faire partie d'un groupe, et de ne pas être exclu simplement parce qu'il est "différent". Pour les enfants autistes, c'est une chance de découvrir le monde "des autres" et de se sentir accepté. Pour la société, c'est une manière de bâtir des générations plus ouvertes et plus tolérantes.

Mais pour que cette inclusion soit un véritable bénéfice, elle doit être réfléchie, accompagnée et soutenue. Cela demande de reconnaître que chaque enfant est unique et que certains auront besoin de plus d'aménagements, de temps ou de patience. Ce n'est pas toujours facile, mais c'est essentiel, car une inclusion bien pensée ne change pas seulement une école : elle transforme des vies.

Comprendre et accompagner les particularités d'apprentissage

Ce qui peut sembler évident pour certains peut nécessiter un effort supplémentaire pour d'autres, tandis que des concepts jugés complexes peuvent parfois être intégrés avec une aisance déconcertante. Accompagner ces particularités d'apprentissage demande d'abandonner les approches standards et de prêter attention aux subtilités du fonctionnement de chacun.

Comme nous le savons, L'une des particularités marquantes des personnes autistes est leur capacité à exceller dans certains domaines tout en rencontrant des blocages dans d'autres. Par exemple, un enfant peut avoir une mémoire extraordinaire pour retenir des faits historiques mais être incapable de suivre une simple consigne en plusieurs étapes. Ces écarts peuvent être déroutants pour les enseignants mais ils rappellent que l'apprentissage autiste ne suit pas une progression linéaire.

Il faut imaginer cet apprentissage comme un puzzle : certaines pièces s'imbriquent naturellement, tandis que d'autres nécessitent plus de temps pour trouver leur place. Accompagner ces particularités, c'est respecter ce rythme irrégulier tout en valorisant les forces existantes.

L'apprentissage ne se limite pas à une interaction intellectuelle, il est également profondément lié à l'état émotionnel. Une personne autiste, confrontée à une tâche nouvelle ou un environnement inconnu, peut ressentir une anxiété intense qui bloque complètement ses capacités. Cela ne signifie pas qu'elle n'est pas capable d'apprendre, mais simplement que son cerveau est submergé par un besoin de sécurité avant de pouvoir se concentrer.

Accompagner quelqu'un, c'est donc commencer par créer un espace où il ou elle se sent compris(e) et respecté(e). Parfois, une simple phrase comme "On va prendre le temps, tu n'es pas obligé de réussir du premier coup" peut suffire à apaiser une peur et débloquer une situation.

Un aspect souvent méconnu est la difficulté qu'ont certaines personnes autistes à généraliser leurs apprentissages. Ce qui a été appris dans un contexte précis peut être difficilement transféré à une autre situation. Par exemple, un enfant qui a appris à additionner des nombres dans un cahier peut ne pas comprendre qu'il s'agit de la même opération lorsqu'il faut additionner des euros au supermarché.

Pour y remédier, il est important de multiplier les contextes d'apprentissage et de varier les supports. Par exemple, une même notion mathématique peut être abordée en classe avec des objets physiques, puis à la maison avec des jeux, et enfin en situation réelle, comme lors d'un achat. Cela demande du temps, mais cette approche permet de rendre les apprentissages plus solides et applicables.

Les "détails" qui font toute la différence

Parfois, ce sont des ajustements très simples qui permettent de débloquer un apprentissage. La hauteur de la table, la texture d'un stylo, ou même la luminosité d'une pièce peuvent influencer la concentration et la réussite. Une personne autiste qui refuse catégoriquement de travailler dans une salle peut simplement être gênée par un bruit de fond ou une odeur qu'elle ne parvient pas à tolérer.

Un exemple concret : Lisa, une adolescente de 14 ans, refusait de participer aux cours d'arts plastiques. Les enseignants pensaient qu'elle n'aimait pas l'activité, jusqu'à ce qu'elle explique que la texture de la peinture lui était insupportable. En remplaçant la peinture par des feutres et en lui permettant de travailler à l'écart, elle a commencé à s'impliquer avec enthousiasme.

Accompagner les particularités d'apprentissage d'une personne autiste, c'est accepter que tout ne se joue pas en une seule session ou une seule année. Il peut y avoir des avancées rapides suivies de périodes de stagnation, et cela fait partie du processus. Parfois, ce n'est qu'après plusieurs mois que l'enfant ou l'adulte parvient à montrer des progrès significatifs dans un domaine précis.

Mais chaque étape franchie, même minime, est une victoire. Comprendre cela, c'est aussi abandonner l'idée de la performance immédiate pour se concentrer sur le chemin parcouru. C'est dans cette patience et cette bienveillance que l'apprentissage devient vraiment accessible et durable.

Les rôles des professionnels

L'accompagnement d'une personne autiste dans son parcours éducatif ne repose pas uniquement sur l'enseignant ou la famille. Une équipe de professionnels joue souvent un rôle clé pour répondre à ses besoins spécifiques. Ces intervenants apportent des compétences complémentaires qui permettent de créer un environnement adapté, d'encourager les apprentissages et d'aider à surmonter les obstacles. Mais leur action ne se limite pas à "aider", elle vise surtout à donner à la personne les outils pour développer son autonomie et sa confiance.

Les AESH

Les **Accompagnants d'Élèves en Situation de Handicap** (AESH) sont souvent les premiers alliés d'un enfant autiste à l'école. Leur rôle est à la fois pratique et pédagogique. Ils ne remplacent pas l'enseignant mais agissent comme un pont entre les besoins de l'élève et les attentes du milieu scolaire.

Concrètement, un AESH peut :

- Traduire des consignes complexes en étapes simples et claires.

- Aider l'enfant à organiser son matériel ou à se repérer dans la classe.

- Intervenir pour apaiser une situation de stress ou prévenir une surcharge sensorielle, par exemple en emmenant l'enfant dans un coin calme.

- Encourager l'interaction avec les autres élèves, tout en respectant le rythme de l'enfant.

Cependant, le rôle de l'AESH dépasse souvent ces tâches visibles. Pour l'élève, cet accompagnant est souvent une figure rassurante, une présence constante qui l'aide à se sentir compris et soutenu. Leur efficacité dépend aussi de leur formation, qui n'est pas toujours suffisante, et du temps qu'ils peuvent consacrer à chaque élève.

Les orthophonistes

Pour de nombreuses personnes autistes, la communication est un défi. Ce n'est pas seulement une question de parler, mais aussi de comprendre les sous-entendus, de structurer une pensée ou d'exprimer une émotion. Les **orthophonistes** interviennent pour travailler sur ces aspects, en s'adaptant aux besoins spécifiques de chaque individu.

Leur travail peut inclure :

- Aider un enfant non verbal à utiliser des outils alternatifs, comme des pictogrammes, une tablette ou des gestes.

- Travailler sur l'articulation et le vocabulaire, pour faciliter les échanges au quotidien.

- Développer des stratégies pour comprendre les nuances du langage, comme les expressions idiomatiques* ou le ton émotionnel.
  Les expressions idiomatiques sont des tournures de phrases propres à une langue, dont le sens ne peut pas toujours être compris littéralement. Par exemple, "donner sa langue au chat".

- Renforcer les compétences sociales, par exemple en apprenant à répondre à des questions ou à participer à une conversation.

Pour certains, l'orthophonie est une étape clé qui leur permet de mieux interagir avec leur entourage. Pour d'autres, il s'agit simplement d'explorer des moyens alternatifs de s'exprimer, sans chercher à "normaliser" leur manière de communiquer.

Les ergothérapeutes

L'ergothérapie est souvent méconnue, mais elle joue un rôle crucial dans l'accompagnement des personnes autistes. Les **ergothérapeutes** travaillent sur l'adaptation de l'environnement et le développement des compétences nécessaires pour gérer les activités du quotidien.

Leur intervention peut inclure :

- Aider à surmonter des hypersensibilités sensorielles en proposant des exercices ou des aménagements. Par exemple, trouver des solutions pour que l'enfant supporte certaines textures ou bruits.

- Travailler sur la motricité fine, comme apprendre à écrire ou à manipuler des objets du quotidien.

- Aménager un espace de travail ou de vie pour qu'il soit moins stimulant et plus fonctionnel.

- Apprendre à gérer des gestes ou des comportements répétitifs en les canalisant vers des activités plus apaisantes ou constructives.

L'objectif de l'ergothérapeute n'est pas simplement d'adapter l'environnement, mais aussi d'aider la personne à s'y sentir en contrôle. C'est un travail qui combine des techniques concrètes et une grande écoute des besoins individuels.

Un travail d'équipe indispensable

Pour que l'accompagnement soit efficace, il doit y avoir une coordination entre eux, la famille, l'école et, bien sûr, la personne autiste elle-même. Un AESH peut signaler une difficulté qui sera approfondie avec l'orthophoniste. L'ergothérapeute peut proposer des ajustements à la maison qui facilitent l'apprentissage en classe. Chaque intervention alimente les autres, pour offrir un soutien global et cohérent.

Mais ce travail d'équipe dépend aussi de la communication entre tous ces acteurs. Sans échanges réguliers, des solutions pertinentes risquent de ne jamais voir le jour. Et malheureusement, dans certains cas, le manque de moyens ou d'organisation rend cette coordination difficile.

Ces professionnels travaillent souvent dans des conditions complexes : des files d'attente interminables, des moyens limités et parfois un manque de formation spécifique à l'autisme. Pourtant, leur rôle reste fondamental. Quand tout fonctionne bien, leur présence peut transformer le quotidien d'une personne autiste, lui permettant de progresser, de s'épanouir et de se sentir plus autonome.

Les AESH, orthophonistes et ergothérapeutes ne changent pas les personnes autistes, et ce n'est pas leur rôle. Ils les accompagnent dans leur singularité, en les aidant à naviguer dans un monde souvent mal adapté à leurs besoins. Et parfois, ce simple accompagnement suffit à faire une énorme différence.

TSA c'est quoi ?

Soutien et accompagnement des familles

Vivre avec une personne TSA : conseils pour les proches

Partager son quotidien avec une personne autiste peut être une expérience riche mais aussi parfois déroutante. Les proches, qu'il s'agisse de parents, de frères et sœurs, de conjoints ou d'amis, jouent un rôle clé dans la vie de la personne TSA. Mais pour que cette relation soit épanouissante des deux côtés, il est essentiel d'adopter une approche basée sur la compréhension, la patience et le respect des particularités. Voici quelques pistes pour naviguer dans ce quotidien avec bienveillance et équilibre.

1. Accepter la différence sans vouloir la changer

La première chose à comprendre, c'est qu'une personne autiste ne "devient pas" neurotypique avec le temps ou les efforts. Son cerveau fonctionne différemment, et ces différences sont ancrées dans sa manière de percevoir le monde, de communiquer et de se comporter. Vouloir à tout prix "corriger" ces traits risque d'entraîner frustration et incompréhension.

Un exemple : si votre enfant préfère organiser ses jouets selon une logique précise au lieu de jouer "comme les autres", cela ne signifie pas qu'il fait mal ou qu'il faut l'en empêcher. Apprendre à voir ces comportements comme une expression de sa personnalité plutôt qu'un problème à résoudre est un pas important.

2. Écouter et observer pour mieux comprendre

Une grande partie des malentendus naît de l'écart entre ce que la personne autiste ressent et ce que ses proches interprètent. Les émotions ou les besoins ne sont pas toujours exprimés de manière conventionnelle. Il est donc essentiel de prendre le temps d'observer, d'écouter et de poser des questions.

Par exemple, si votre partenaire autiste semble irrité après une sortie, il est possible qu'il ait été submergé par des stimuli sensoriels (bruit, lumière, foule) sans l'exprimer directement. Poser une question simple comme "Qu'est-ce qui t'a dérangé ?" ou "Comment te sens-tu maintenant ?" peut ouvrir un dialogue constructif.

3. S'adapter sans s'oublier

Il est naturel de vouloir aider une personne TSA en modifiant son environnement ou ses habitudes pour lui faciliter la vie. Mais attention : cette adaptation doit rester un équilibre. Si vous vous oubliez complètement, cela peut mener à de la frustration ou un épuisement émotionnel.

Prenez le temps de trouver des compromis. Par exemple, si votre enfant a besoin de silence pour se concentrer sur ses devoirs, cela ne signifie pas que toute la maison doit devenir un espace sans bruit en permanence. Vous pouvez définir des plages horaires ou des espaces spécifiques où chacun trouve son équilibre.

4. Valoriser les forces

Vivre avec une personne autiste, c'est aussi découvrir des talents et des perspectives uniques. Trop souvent, les discussions autour de l'autisme se concentrent sur les difficultés. Pourtant, de nombreuses personnes TSA possèdent des qualités remarquables : une attention aux détails, une honnêteté directe, ou encore une passion qui peut devenir inspirante pour leur entourage.

Prenez le temps de souligner et de valoriser ces points forts. Par exemple, si votre frère autiste est particulièrement doué pour résoudre des problèmes techniques ou mémoriser des informations complexes, montrez-lui que vous admirez ces compétences. Cela renforce sa confiance en lui et enrichit votre relation.

5. Prévoir et anticiper pour éviter les imprévus

Les imprévus peuvent être une source importante de stress pour une personne autiste. Si possible, essayez d'anticiper et de planifier les activités ou les changements. Cela ne signifie pas de tout contrôler, mais d'éviter les surprises inutiles.

Par exemple, si vous prévoyez une sortie inhabituelle, expliquez à l'avance ce qui va se passer, à quel moment, et combien de temps cela durera. Utiliser un emploi du temps visuel ou une liste écrite peut aussi être très utile.

6. Apprendre à gérer les moments de crise

Les crises, ou "meltdowns", sont des moments où la personne autiste est submergée par ses émotions ou les stimuli extérieurs. Ces épisodes ne sont pas des caprices, mais des réactions à une surcharge. Dans ces moments-là, votre rôle n'est pas de forcer la personne à "revenir à la normale" mais de lui offrir un espace pour se calmer.

Restez calme, évitez de poser trop de questions ou d'imposer votre présence si elle n'est pas souhaitée. Laissez la personne retrouver son équilibre à son rythme, en montrant simplement que vous êtes là pour elle.

7. Chercher du soutien pour soi-même

Vivre avec une personne TSA peut être exigeant émotionnellement. N'hésitez pas à chercher du soutien pour vous-même, que ce soit en rejoignant un groupe de proches de personnes autistes, en discutant avec un professionnel, ou simplement en prenant du temps pour vos propres activités. Prendre soin de vous est essentiel pour pouvoir continuer à accompagner efficacement la personne TSA.

8. Faire équipe avec la personne TSA

Enfin, il est important de se rappeler que vous n'avez pas à tout deviner ou à tout résoudre seul(e). La personne TSA est votre meilleure alliée pour comprendre ses besoins et ses limites. Engagez un dialogue, demandez-lui directement ce qui fonctionne ou non et adaptez-vous ensemble.

Vivre avec une personne autiste, c'est avant tout une relation humaine, avec ses défis et ses joies. En apprenant à écouter, à s'ajuster et à valoriser ce qui rend l'autre unique, vous construisez une relation qui profite à chacun. L'autisme ne définit pas une personne dans son intégralité, mais il ajoute une richesse particulière à la vie partagée.

Les ressources disponibles (associations, groupes de soutien)

Comprendre et s'orienter dans le monde du trouble du spectre de l'autisme (TSA) peut être complexe pour les personnes concernées et leurs proches. Heureusement, de nombreuses associations et groupes de soutien en France mettent à disposition des ressources précieuses pour accompagner, informer et soutenir les familles et les individus autistes. Voici une présentation de ces structures et de leurs missions.

Associations nationales

Autisme France

Reconnue d'utilité publique, Autisme France est une association de parents qui représente environ 9 000 familles à travers plus de 100 associations membres et partenaires. Elle conseille et aide les familles, diffuse des informations actualisées sur l'autisme et milite pour la défense des droits des personnes autistes.

Autisme France

Fédération Française Sésame Autisme

Créée par des parents, cette fédération regroupe près de 32 associations et gère une centaine d'établissements spécialisés. Elle œuvre pour améliorer les conditions de vie des personnes autistes, quel que soit leur âge ou la sévérité de leurs troubles.

Autisme en Île-de-France (AeIDF)

Active depuis plus de 30 ans, cette association, fondée à l'initiative de parents, est spécialisée dans l'accompagnement des personnes avec autisme ou troubles du spectre autistique en région Île-de-France.

Autisme en Île-de-France

Groupes d'entraide mutuelle (GEM)

Les GEM sont des lieux associatifs constitués entre personnes partageant des handicaps similaires, accompagnées par un ou deux salariés. Ils offrent des espaces de sociabilisation, permettant de tisser des liens entre pairs et de rompre l'isolement. D'ici la fin de l'année 2021, plusieurs GEM Autisme ont ouvert à Paris et dans les Yvelines.

CRAIF

Fédération des Groupes d'Entraide Mutuelle Autisme (FéGEMA)

Cette fédération soutient la pair-aidance et met en place un appui sur mesure pour une vie associative dynamique, favorisant l'autodétermination des groupes.

Fegema

La Maison de l'Autisme

Inaugurée en avril 2022, la Maison de l'Autisme accueille les personnes autistes, leurs proches et les professionnels pour les guider et les accompagner au quotidien. Elle offre des informations, des ressources et un soutien adapté aux besoins de chacun.

Maison de l'Autisme

Associations locales et spécialisées

Un Pas Vers la Vie - Autisme

Cette association reconnue d'utilité publique aide quotidiennement les enfants souffrant de troubles du spectre de l'autisme sévères et leur famille.

Un Pas Vers La Vie

Autisme Ensemble

Offre des espaces sécuritaires et bienveillants conçus par et pour les jeunes et les adultes autistes, permettant de discuter de leurs expériences dans l'acceptation et le respect.

Autisme Ensemble

Association TSA

Cette association sensibilise le grand public aux troubles du spectre autistique, accompagne les familles et les personnes TSA vers le diagnostic, la scolarisation ou l'inclusion en milieu professionnel, et forme aux spécificités de l'autisme pour mieux les accompagner au quotidien.

Association TSA

Réseaux d'entraide et de soutien

Psycom
Propose des informations sur les associations d'entraide, notamment les réseaux d'entraide par et pour les adhérents des GEM TSA de toute la France, favorisant la collaboration entre ces GEM et promouvant le principe d'autodétermination.

Psycom

Autisme France (vu plus haut)

Ces associations et groupes de soutien constituent un maillage essentiel pour accompagner les personnes autistes et leurs proches. Ils offrent des espaces d'écoute, d'échange et de partage d'expériences, contribuant ainsi à une meilleure inclusion et compréhension de l'autisme dans la société. N'hésitez pas à les contacter pour obtenir des informations, un soutien ou participer à leurs activités.

Les droits et aides en France

En France, les personnes autistes et leurs familles peuvent bénéficier de divers dispositifs d'aides pour compenser les besoins liés au handicap et faciliter leur quotidien. Ces aides, bien que parfois complexes à obtenir, jouent un rôle essentiel dans l'amélioration de la qualité de vie. Voici un panorama des principaux droits et dispositifs, ainsi que leur fonctionnement.

1. La MDPH : le point d'entrée incontournable

La **Maison Départementale des Personnes Handicapées (MDPH)** est l'organisme clé pour accéder aux droits et aides liés au handicap. Présente dans chaque département, elle est le guichet unique pour déposer une demande d'évaluation et d'accompagnement.

La MDPH évalue les besoins de la personne à travers un dossier qui inclut des informations médicales, sociales et éducatives. Cette évaluation permet de déterminer l'accès à différentes aides, comme la Prestation de Compensation du Handicap (PCH), l'Allocation d'Éducation de l'Enfant Handicapé (AEEH), ou encore une orientation vers des structures spécialisées.

Ce qu'il faut savoir :

Remplir un dossier auprès de la Maison Départementale des Personnes Handicapées (MDPH) est une étape incontournable pour accéder aux aides et droits liés au handicap, comme la Prestation de Compensation du Handicap (PCH) ou l'AEEH (Allocation d'Éducation de l'Enfant Handicapé). Cependant, ce processus peut s'avérer long et fastidieux. Le dossier à compléter demande de rassembler de nombreux documents : certificats médicaux récents, rapports de professionnels (orthophonistes, psychologues, etc.), justificatifs administratifs et une description précise des besoins spécifiques de la personne concernée. Bien que cette tâche puisse sembler complexe, elle est essentielle pour permettre une évaluation juste et adaptée des besoins, et ainsi garantir l'accès aux aides nécessaires.

Une fois le dossier déposé, il est étudié par une commission spécialisée, la CDAPH (Commission des Droits et de l'Autonomie des Personnes Handicapées). Cette commission regroupe des professionnels de santé, des travailleurs sociaux et des représentants d'associations. Leur rôle est d'examiner les informations fournies dans le dossier pour déterminer si la personne peut bénéficier des dispositifs demandés. Les critères pris en compte incluent le degré de handicap, les besoins exprimés et les ressources disponibles dans le département. Cette étape est cruciale, car c'est la CDAPH qui rend la décision finale sur l'attribution des droits et aides.

Les délais de traitement des dossiers peuvent varier considérablement d'un département à l'autre. Dans certains cas, les demandes sont traitées en quelques semaines, mais dans d'autres, cela peut prendre plusieurs mois. Cette attente peut être source d'angoisse pour les familles et les personnes concernées, surtout lorsque les aides demandées répondent à des besoins urgents. Il est donc recommandé de s'y prendre le plus tôt possible et de suivre régulièrement l'état d'avancement du dossier auprès de la MDPH. Malgré ces délais, le dépôt du dossier reste une démarche indispensable pour faire valoir ses droits et accéder aux soutiens adaptés.

2. La PCH : une aide personnalisée

La **Prestation de Compensation du Handicap (PCH)** est une aide financière destinée à couvrir les besoins spécifiques liés au handicap. Elle est attribuée sur décision de la MDPH et peut concerner plusieurs aspects de la vie quotidienne :

- **L'aide humaine** : par exemple, pour financer un accompagnement à domicile ou en milieu scolaire.

- **L'aide technique** : pour l'achat de matériel adapté, comme des outils de communication pour une personne non verbale.

- **L'aménagement du logement ou du véhicule** : pour adapter l'espace de vie ou les moyens de transport aux besoins spécifiques.

- **Les dépenses liées aux besoins exceptionnels** : par exemple des formations spécifiques pour les proches.

Ce qu'il faut savoir :

Elle est attribuée en fonction de l'évaluation des besoins spécifiques et du niveau de dépendance de la personne concernée, réalisée par la Maison Départementale des Personnes Handicapées (MDPH). Cette évaluation prend en compte plusieurs critères, tels que les limitations dans la réalisation des actes de la vie quotidienne, les besoins d'assistance humaine, ou encore les aménagements matériels nécessaires. Cette analyse détaillée permet d'ajuster l'aide aux réalités et aux besoins concrets de chaque individu, garantissant ainsi un soutien adapté.

La PCH n'est pas attribuée de manière définitive. Elle est renouvelable, généralement tous les 1 à 5 ans, selon les situations. À chaque renouvellement, une nouvelle évaluation est nécessaire. Ce processus vise à vérifier si les besoins de la personne ont évolué, si son autonomie a diminué ou augmenté, ou si de nouveaux besoins sont apparus. Bien que cette réévaluation puisse sembler contraignante, elle permet de garantir que les aides restent en phase avec les besoins actuels de la personne. Cependant, cela implique aussi de préparer à nouveau un dossier complet, avec des certificats médicaux et des justificatifs actualisés, ce qui peut être une démarche fastidieuse pour les familles.

3. L'AEEH : un soutien pour les enfants autistes

L'Allocation d'Éducation de l'Enfant Handicapé (AEEH) est destinée aux familles d'enfants handicapés de moins de 20 ans. Elle vise à compenser les frais supplémentaires liés à l'éducation et aux soins de l'enfant.

Les points clés :

- Elle comprend un montant de base, auquel peuvent s'ajouter des compléments en fonction du niveau de handicap et des besoins (par exemple, si l'un des parents doit réduire son activité professionnelle pour s'occuper de l'enfant).

- Elle est cumulable avec la PCH, sous certaines conditions.

4. L'AAH : pour les adultes en situation de handicap

L'**Allocation aux Adultes Handicapés (AAH)** est une aide financière qui garantit un revenu minimum aux adultes en situation de handicap, lorsque leurs ressources sont insuffisantes.

Les critères d'éligibilité :

- Être âgé de 20 ans ou plus (16 ans en cas d'indépendance fiscale des parents).
- Avoir un taux d'incapacité reconnu d'au moins 50 % par la MDPH.
- Ne pas dépasser un certain plafond de ressources, qui varie en fonction de la situation familiale.

L'AAH peut être complétée par la "majoration pour la vie autonome" si la personne vit dans un logement indépendant.

5. Les aides spécifiques pour l'éducation et la scolarisation

- **AESH (Accompagnants des Élèves en Situation de Handicap)** : Ces professionnels sont financés par l'Éducation Nationale et permettent aux enfants autistes d'être accompagnés en classe, pour favoriser leur inclusion scolaire.

- **Aides à la scolarité** : En plus des AESH, la MDPH peut orienter vers des dispositifs spécialisés comme les ULIS (Unités Localisées pour l'Inclusion Scolaire) ou les IME (Instituts Médico-Éducatifs).

6. Les dispositifs pour l'insertion professionnelle

Pour les adultes autistes, des aides spécifiques existent également dans le cadre de l'emploi :

- **Reconnaissance de la Qualité de Travailleur Handicapé (RQTH)** : Cette reconnaissance permet d'accéder à des aménagements de poste ou à des dispositifs d'insertion professionnelle.

- **Cap Emploi** : Un réseau dédié à l'accompagnement des personnes en situation de handicap pour trouver un emploi adapté.

- **Aides de l'Agefiph** : Pour financer des formations ou des adaptations de poste.

7. Associations et structures de soutien

En complément des aides institutionnelles, les associations jouent un rôle crucial dans l'accompagnement des démarches administratives. Des organismes comme **Autisme France** ou **Sésame Autisme** peuvent aider à remplir les dossiers, informer sur les droits et orienter vers les bons interlocuteurs.

Les limites

Si ces aides sont précieuses, leur mise en œuvre reste parfois compliquée. Les démarches administratives sont souvent longues et fastidieuses, les délais de traitement peuvent être décourageants, et les aides financières ne couvrent pas toujours l'ensemble des besoins. Il est donc essentiel de s'entourer, d'être persévérant et ,si nécessaire, de solliciter le soutien des associations ou des professionnels.

L'importance du répit pour les aidants

Être aidant c'est un rôle à la fois essentiel et épuisant. Quand on accompagne au quotidien une personne autiste, on jongle sans cesse entre les rendez-vous, les imprévus, les hypersensibilités, les démarches administratives et tout ce qui constitue une vie souvent très rythmée. On veut tout donner pour son proche, mais à force, on finit par s'oublier. Pourtant, prendre soin de soi n'est pas un luxe. C'est une condition pour pouvoir continuer à être présent, efficace et bienveillant.

Le répit, ce n'est pas juste un moment de pause. C'est une bouffée d'air, une nécessité pour reprendre des forces et apaiser son esprit. Il ne s'agit pas de fuir ses responsabilités, mais de reconnaître qu'aucun être humain ne peut tout porter sans s'accorder un peu de temps pour souffler. En prenant ce recul, on évite de s'épuiser, de se frustrer, ou pire, de s'effondrer complètement. Et paradoxalement, ce temps qu'on prend pour soi, c'est aussi un cadeau pour la personne qu'on accompagne. Quand on revient reposé, on est plus patient, plus disponible, et mieux armé pour faire face aux défis du quotidien.

Pourtant, s'accorder du répit n'est pas toujours facile. La culpabilité est souvent un premier frein. Beaucoup d'aidants se disent : "Si je m'absente, je vais manquer quelque chose, je vais être perçu comme égoïste." Mais c'est tout le contraire. Accepter qu'on a besoin d'une pause, c'est faire preuve de lucidité et de respect pour ses propres limites. Ensuite, il y a la peur de déléguer. Laisser son proche entre les mains d'une autre personne, même qualifiée, peut être angoissant, surtout si la communication avec la personne autiste est difficile ou si ses besoins sont très spécifiques. Mais là encore, il faut apprendre à faire confiance, pas à n'importe qui bien sûr, mais aux structures ou professionnels adaptés.

Les solutions existent, même si elles ne sont pas toujours suffisamment accessibles ou bien connues. Les accueils temporaires dans des centres de répit, par exemple, permettent de confier son proche à des professionnels compétents, le temps d'un week-end ou même quelques jours. Ces établissements ne sont pas juste des lieux de garde, ce sont des espaces où la personne autiste peut aussi bénéficier d'activités adaptées et enrichissantes. Certaines associations proposent des séjours vacances spécialement conçus pour les personnes autistes, où elles peuvent s'épanouir tout en laissant du temps aux aidants pour se ressourcer.

Parfois, le répit peut prendre des formes plus simples. Un professionnel à domicile, même pour quelques heures, peut suffire à libérer un peu de temps pour sortir, voir des amis, ou simplement se reposer. Il y a aussi les groupes de soutien entre aidants, où on peut échanger avec d'autres personnes qui vivent des situations similaires. Ces moments de partage, où l'on se rend compte qu'on n'est pas seul, font un bien fou.

Mais malgré ces solutions, il reste des obstacles. L'accès au répit est souvent limité par le coût, le manque d'information, ou la difficulté à trouver une structure adaptée. C'est une réalité qui peut décourager. Pourtant, il est essentiel de se battre pour trouver ces moments. Car le répit est ce qui permet de garder le cap sur le long terme, de préserver sa santé mentale, et de rester le meilleur soutien possible pour son proche. En s'autorisant ce temps pour soi, on construit une relation plus saine, plus durable, et finalement, plus belle.

TSA c'est quoi ?

Changer le regard sur l'autisme

L'autisme est souvent mal compris, en partie à cause des stéréotypes et des idées reçues qui circulent à son sujet. Ces clichés, parfois bien intentionnés, peuvent être blessants et nuire à une compréhension réelle des personnes autistes. En les déconstruisant, on ouvre la voie à une meilleure inclusion et à des interactions plus respectueuses.

"Les personnes autistes sont des génies comme dans les films"

L'un des stéréotypes les plus répandus est celui de l'autiste "surdoué", popularisé par des films comme Rain Man. Bien que certaines personnes autistes aient des talents exceptionnels dans des domaines spécifiques, comme les mathématiques ou la musique, ce n'est pas une généralité. La réalité du spectre de l'autisme est bien plus large. Beaucoup de personnes autistes ont des capacités intellectuelles dans la moyenne, tandis que d'autres peuvent avoir une déficience intellectuelle associée. Réduire l'autisme à une caricature de "génie socialement maladroit" invisibilise ceux qui n'entrent pas dans ce cadre et minimise les défis réels auxquels ils font face.

"Ils ne ressentent pas d'émotions"

Un autre préjugé tenace est l'idée que les personnes autistes sont "froides" ou "incapables d'empathie". En réalité, les personnes autistes ressentent des émotions, souvent de manière très intense, mais elles les expriment parfois différemment. L'empathie est présente mais elle peut se manifester autrement. Par exemple, une personne autiste peut avoir du mal à comprendre des signaux non verbaux, mais être profondément touchée par la détresse d'un proche une fois qu'elle en a conscience. Ce mythe d'un "manque d'humanité" est non seulement faux mais aussi injuste.

"Ils vivent dans leur monde"

L'expression "vivre dans son monde" est fréquemment utilisée pour décrire les personnes autistes, comme si elles étaient coupées de la réalité. Ce cliché est simpliste et réducteur. Les personnes autistes perçoivent le monde différemment mais cela ne signifie pas qu'elles en sont détachées. Leur manière d'interagir peut être influencée par une surcharge sensorielle ou des difficultés de communication, mais elles participent pleinement à la vie, à leur manière. Dire qu'elles "vivent dans leur monde" revient à nier leur expérience et leur individualité.

"Ils sont tous identiques"

Un stéréotype particulièrement répandu est de penser que toutes les personnes autistes se ressemblent. Pourtant, le terme même de "spectre" souligne la diversité des profils autistiques. Certains sont non verbaux, tandis que d'autres s'expriment avec aisance. Certains ont des centres d'intérêt très spécifiques, d'autres pas du tout. Les besoins, les forces et les défis varient énormément d'une personne à l'autre. Chaque personne autiste est unique, avec une personnalité propre.

"Ils ne peuvent pas travailler ou être autonomes"

Un préjugé fréquemment entendu est que les personnes autistes ne peuvent pas avoir une vie autonome ou un emploi. En réalité, beaucoup de personnes autistes travaillent, fondent des familles et mènent une vie pleinement indépendante. Cependant, cela dépend du soutien dont elles bénéficient, de leurs besoins spécifiques et des adaptations mises en place. Ce n'est pas l'autisme qui empêche l'autonomie, mais souvent le manque de compréhension et de flexibilité de la société.

"C'est un problème qu'il faut guérir"

L'idée que l'autisme est une "maladie" à soigner est encore ancrée dans certaines mentalités. Pourtant, l'autisme n'est pas une maladie, mais une manière différente de percevoir et d'interagir avec le monde. Si certains aspects, comme les crises ou les difficultés de communication, peuvent nécessiter un accompagnement, la majorité des personnes autistes souhaitent qu'on accepte leur différence plutôt que d'essayer de la gommer. Ce préjugé contribue à stigmatiser les personnes autistes au lieu de valoriser leur singularité.

"Ils n'aiment pas être entourés"

Enfin, on entend souvent que les personnes autistes préfèrent être seules et rejettent les interactions sociales. C'est une idée simpliste. Si certaines personnes autistes évitent les relations en raison de leurs complexités ou d'une surcharge sensorielle, cela ne signifie pas qu'elles n'apprécient pas la compagnie. Beaucoup cherchent à tisser des liens, mais à leur manière, souvent en évitant les conventions sociales traditionnelles. Leur isolement est parfois une conséquence des incompréhensions ou du rejet qu'elles subissent, et non un choix systématique.

Les stéréotypes sur l'autisme sont profondément enracinés, mais en les déconstruisant, on peut transformer la perception collective. L'autisme est une richesse, avec ses défis, mais aussi ses forces. En dépassant ces clichés, on ouvre la porte à des interactions plus sincères et respectueuses, où les personnes autistes peuvent être pleinement elles-mêmes, sans avoir à se conformer à des attentes irréalistes ou réductrices.

TSA c'est quoi ?

Comment sensibiliser autour de soi

Sensibiliser à l'autisme c'est aider son entourage à comprendre ce qu'est réellement le trouble du spectre de l'autisme (TSA), à dépasser les clichés, et à adopter des attitudes respectueuses et bienveillantes. Ce travail de sensibilisation, bien que parfois exigeant, est essentiel pour créer un environnement plus inclusif. Voici quelques pistes pour amorcer cette démarche.

La sensibilisation commence souvent par des conversations informelles. Pas besoin d'être un expert pour parler de l'autisme. Expliquer simplement ce que vous avez compris ou vécu peut avoir un impact énorme. Par exemple, si un proche fait une remarque stéréotypée comme "les autistes n'ont pas d'émotions", vous pouvez répondre calmement : "En fait, c'est une idée reçue. Les personnes autistes ressentent souvent les émotions de manière très forte, mais elles les expriment différemment."

Partager des anecdotes personnelles ou des exemples concrets peut rendre vos explications plus parlantes. Par exemple : "Mon fils a besoin de routines pour se sentir en sécurité. Ce n'est pas qu'il est rigide, c'est qu'un imprévu peut le submerger." Ces récits aident les autres à se projeter et à comprendre.

Mais les mots ne suffisent pas toujours. Parfois, des supports visuels ou des ressources spécifiques peuvent renforcer le message. Voici quelques idées :

- Montrer des vidéos ou des documentaires qui illustrent des témoignages de personnes autistes.

- Utiliser des infographies simples qui expliquent les particularités du spectre de l'autisme.

- Partager des livres ou des articles écrits par des personnes autistes elles-mêmes. Ces témoignages de première main permettent de découvrir des perspectives variées, loin des stéréotypes.

Beaucoup de gens comprennent mieux un sujet lorsqu'ils peuvent le relier à quelque chose qu'ils connaissent. Pour sensibiliser autour de soi, il peut être utile de faire des comparaisons ou des analogies simples. Par exemple :

- "Imagine que tu sois dans une pièce très bruyante, avec des lumières clignotantes et que quelqu'un te parle rapidement en te demandant une réponse immédiate. C'est parfois ce que ressent une personne autiste face à une surcharge sensorielle."

- "Quand mon amie autiste dit qu'elle préfère éviter les grands événements, ce n'est pas qu'elle n'aime pas les gens, mais qu'elle a besoin de plus de calme pour se sentir bien."

Ces exemples aident à faire le lien avec des expériences que tout le monde peut comprendre.

Certaines personnes hésitent à poser des questions par peur de mal faire ou de dire quelque chose de maladroit. En tant que sensibilisateur, vous pouvez encourager un dialogue ouvert. Dites simplement : "Si tu as des questions, n'hésite pas. Je préfère qu'on en parle plutôt que de rester sur des idées fausses."

Répondre avec patience, même à des questions mal formulées, permet de faire évoluer les mentalités sans brusquer. Si vous ne connaissez pas la réponse, ce n'est pas grave : "Je ne suis pas sûr, mais je peux chercher avec toi."

La sensibilisation implique aussi de corriger les idées fausses. Lorsqu'une remarque stéréotypée est faite, essayez de répondre avec calme et pédagogie. Par exemple :

- "Ce n'est pas vrai que toutes les personnes autistes sont des génies. Certaines ont des talents spécifiques mais beaucoup sont dans la moyenne ou rencontrent des difficultés."

- "Dire qu'une personne autiste 'vit dans son monde' simplifie beaucoup les choses. Elle perçoit le monde différemment, mais elle est tout à fait connectée à la réalité, à sa manière."

Changer les mentalités prend du temps. Certaines personnes peuvent être réticentes ou mal informées mais cela ne signifie pas qu'elles ne peuvent pas évoluer. Restez patient et continuez à diffuser des informations de manière bienveillante. Chaque petit pas compte dans la lutte contre les préjugés.

Sensibiliser autour de soi à l'autisme, c'est offrir aux autres l'opportunité de mieux comprendre et de mieux agir. C'est aussi créer un environnement où les personnes autistes se sentent respectées et acceptées pour ce qu'elles sont.

Vous venez de parcourir ce guide et, en le lisant, vous avez fait un premier pas vers une meilleure compréhension de l'autisme. Mais la sensibilisation ne s'arrête pas là. Chaque geste, chaque mot, chaque partage peut contribuer à rendre notre société plus inclusive et plus respectueuse des singularités. Ce guide n'est pas seulement destiné à informer, il est aussi un outil de transformation. Et cette transformation commence par vous.

Chaque personne qui en apprend un peu plus sur l'autisme est une personne de plus capable d'agir, de soutenir ou simplement de comprendre. Que ce soit à un proche, un collègue, un enseignant ou un ami, partager ces informations, ces idées et ces témoignages peut faire une différence énorme. Vous pouvez offrir ce guide, en parler autour de vous ou simplement en extraire des idées clés à transmettre.

La sensibilisation passe par des conversations. Prenez le temps d'aborder le sujet avec ceux qui vous entourent. Expliquez ce que vous avez découvert, déconstruisez les stéréotypes, partagez des anecdotes ou des informations qui vous ont marqué. Ces dialogues, aussi simples soient-ils, peuvent semer des graines de compréhension dans l'esprit des autres.

Agissez à votre échelle

- Si vous êtes un parent ou un proche d'une personne autiste, continuez à chercher des moyens de mieux comprendre et soutenir ses besoins.

- Si vous êtes enseignant, professionnel de santé ou employeur, réfléchissez aux adaptations possibles dans votre environnement pour favoriser l'inclusion.

- Si vous êtes simplement curieux ou concerné, engagez-vous à devenir un allié : soutenez les associations, participez à des événements de sensibilisation, ou proposez des initiatives locales.

Il existe de nombreuses associations, groupes de soutien et initiatives autour de l'autisme. Rejoignez-les, collaborez, partagez vos expériences. En étant ensemble, nous sommes plus forts et plus capables de porter un message de tolérance et de respect. Le monde a besoin de ces voix collectives pour faire bouger les lignes.

L'inclusion, une affaire de tous

L'autisme, comme toute différence, est une richesse qui peut enrichir nos vies et nos perspectives. Mais pour cela, il faut que chacun, à son niveau, s'engage à écouter, apprendre et agir. Alors, faites le choix de devenir un ambassadeur du changement. Ensemble, nous pouvons bâtir une société où chaque personne, avec ou sans autisme, a sa place et peut s'épanouir pleinement.

Checklist pour repérer les signes précoces

Repérer les signes précoces d'un Trouble du Spectre de l'Autisme (TSA) peut permettre une intervention précoce et adaptée, offrant ainsi à l'enfant un meilleur soutien pour son développement. Les signes varient d'un enfant à l'autre, mais certains comportements peuvent alerter les parents, les enseignants ou les professionnels de santé. Cette checklist, basée sur des observations fréquentes, n'est pas un outil de diagnostic mais une aide pour repérer les comportements qui méritent une évaluation plus approfondie.

Communication et langage

- Absence ou retard notable dans le développement du langage parlé (par exemple, pas de mots à 18 mois, pas de phrases à 24 mois).

- Répétition de mots ou phrases entendus (écholalie) sans les utiliser dans un contexte approprié.

- Difficulté à engager ou maintenir une conversation, même en utilisant des mots ou des gestes.

- Peu ou pas d'effort pour attirer l'attention des autres (par exemple, ne pas pointer du doigt un objet d'intérêt).

Interaction sociale

- Manque de réponse au prénom, même à plusieurs reprises.
- Évite le contact visuel ou semble mal à l'aise lorsqu'il est établi.
- .Difficulté à exprimer ou comprendre les émotions (par exemple, ne pas sourire en réponse à un sourire).
- Préférence pour le jeu solitaire plutôt que les interactions avec d'autres enfants.
- .Absence de gestes sociaux comme saluer, faire au revoir ou applaudir.

Comportements répétitifs et routines

- Réalisation de mouvements répétitifs, comme se balancer, battre des mains ou tourner sur soi-même.
- Fixation intense sur un objet, un jouet ou une activité, souvent en dehors de son usage habituel

(par exemple aligner des objets au lieu de jouer avec).

- Résistance aux changements dans les routines quotidiennes, entraînant des crises ou une grande détresse.
- .Répétition obsessionnelle de certaines actions ou rituels.

Sensibilités sensorielles

- Hypersensibilité ou hyposensibilité aux stimuli sensoriels (par exemple éviter certains bruits, lumières, textures ou, au contraire, rechercher des sensations intenses).
- Réactions disproportionnées à des sensations ordinaires, comme un bruit soudain ou le contact avec une certaine texture.
- .Fascination pour des stimuli visuels (par exemple, regarder des objets tourner ou fixer des lumières).

Développement moteur et physique

- . Retard dans le développement de certaines habiletés motrices (par exemple marcher, tenir un objet).

- . Faible coordination ou maladresse dans les mouvements.
- Postures ou mouvements inhabituels, comme marcher sur la pointe des pieds de manière persistante.

Jeux et imagination

- Difficulté ou absence d'intérêt pour le jeu symbolique ou imaginaire (par exemple ne pas faire semblant de donner à manger à une poupée).

- Jeu stéréotypé ou répétitif avec des jouets (par exemple faire tourner les roues d'une voiture au lieu de la faire rouler).

- Peu ou pas de tentative d'imiter les actions des autres (par exemple ne pas essayer de reproduire les gestes d'un adulte).

Réactions sociales et émotionnelles

- Difficulté à partager l'attention ou le plaisir avec les autres (par exemple ne pas montrer un jouet ou une réalisation).

- Réactions émotionnelles disproportionnées ou imprévisibles face à des situations ordinaires.

- Apparente indifférence envers les autres (par exemple ne pas chercher de réconfort lorsqu'il est contrarié).

Signaux d'alerte généraux

- Régression des compétences déjà acquises, comme la perte de mots ou de gestes.
- Isolement ou retrait social croissant avec le temps.
- Préoccupations des parents ou des proches concernant le comportement ou le développement de l'enfant.

Que faire si des signes sont repérés ?

Si plusieurs de ces signes sont observés de manière persistante, il est important de consulter un professionnel :

- Un pédiatre ou médecin généraliste pour une première évaluation.
- Un spécialiste comme un pédopsychiatre ou un neuropsychologue pour un diagnostic approfondi.
- Des centres de référence pour les troubles neurodéveloppementaux ou les Maisons Départementales des Personnes Handicapées (MDPH) pour orienter les démarches.

L'observation précoce et une intervention adaptée peuvent offrir à l'enfant des outils et des stratégies pour mieux s'épanouir dans son développement. Cette checklist est un point de départ, mais le dialogue avec des professionnels reste essentiel.

TSA c'est quoi ?

Modèles de fiches visuelles

Les fiches visuelles sont des outils pratiques et accessibles pour structurer le quotidien, faciliter la communication et réduire l'anxiété des personnes avec un Trouble du Spectre de l'Autisme (TSA). Elles peuvent être utilisées à la maison, à l'école ou dans un environnement thérapeutique. Voici quelques idées et modèles de fiches visuelles adaptées aux besoins courants.

1. Emploi du temps quotidien

Un emploi du temps visuel aide à structurer la journée et à anticiper les activités. Les pictogrammes ou images permettent de rendre les consignes claires et compréhensibles.

Modèle :

Heure	Activité	Pictogramme	Remarques
7h30	Réveil		Mettre une alarme.
8h00	Petit-déjeuner		Préparer les céréales.
8h30	Préparer son sac		Vérifier les affaires.
9h00	Départ à l'école		Suivre le trajet habituel.
12h00	Déjeuner		Cantine ou repas à la maison.

2. Fiche de gestion des émotions

Une fiche visuelle peut aider à identifier, exprimer et gérer les émotions. Elle peut inclure des pictogrammes ou des couleurs associées à différentes émotions.

Modèle :

Émotion	Pictogramme	Solution proposée
Je suis en colère		Respirer profondément.
Je suis triste		Parler à un adulte.
Je suis content		Partager avec un ami.
Je suis stressé		Aller dans un endroit calme.

TSA c'est quoi ?

3. Séquence d'une tâche

Les fiches visuelles pour les tâches spécifiques permettent de détailler les étapes, rendant une activité complexe plus accessible.

Exemple : Se laver les mains

1. Aller au lavabo
2. Ouvrir le robinet
3. Mouiller ses mains
4. Appliquer du savon
5. Frotter pendant 20 secondes
6. Rincer
7. Fermer le robinet
8. Sécher avec une serviette

4. Fiche "Je demande de l'aide"

Pour les personnes non verbales ou ayant des difficultés à exprimer leurs besoins, une fiche avec des pictogrammes peut faciliter la demande d'aide.

Modèle :

Besoin	Pictogramme
Aller aux toilettes	
Avoir un verre d'eau	
Mettre un casque antibruit	
Être seul	
Parler à un adulte	

5. Carte de choix

Pour éviter les frustrations, une fiche de choix visuelle permet de proposer des alternatives simples.

Modèle :

Activité	Pictogramme 1	Pictogramme 2
Jeu	Puzzle	Dessin
Goûter	Pomme	Biscuit
Sortie	Parc	Bibliothèque

TSA c'est quoi ?

6. Tableau de récompenses

Un tableau de récompenses motive l'enfant en valorisant les comportements ou tâches réalisés. Les récompenses peuvent être des pictogrammes représentant des activités ou objets préférés.

Modèle :

Jour	Tâche réalisée	Pictogramme	Récompense
Lundi	Ranger sa chambre		Regarder un dessin animé.
Mardi	Faire ses devoirs		Jouer à un jeu vidéo.
Mercredi	Mettre la table		Un tour au parc.

7. Fiche pour les transitions

Les transitions, comme passer d'une activité à une autre, peuvent être sources de stress. Une fiche visuelle aide à préparer ces moments.

Modèle :

Activité actuelle	Transition	Activité suivante
Jouer au parc	Temps restant : 5 minutes	Retour à la maison
Faire les devoirs	Pause : 10 minutes	Regarder la télé

8. Routine du soir

Les fiches visuelles pour les routines du soir aident à structurer ce moment et à préparer l'enfant au coucher.

Modèle :

1. Dîner
2. Brosser les dents
3. Préparer ses vêtements pour le lendemain
4. Lire une histoire
5. Éteindre la lumière

Conseils pour créer des fiches visuelles

- **Personnalisation** : Adaptez les pictogrammes et les consignes aux besoins et aux préférences de la personne.

- **Clarté** : Utilisez des images simples et explicites. Privilégiez les pictogrammes en couleur pour plus d'impact visuel.

- **Simplicité** : Limitez le nombre d'informations par fiche pour éviter la surcharge cognitive.

- **Flexibilité** : Soyez prêt à ajuster les fiches en fonction de l'évolution des besoins ou des réactions.

Questions fréquentes sur le TSA

Voici quelques-unes des questions que beaucoup se posent sur le trouble du spectre de l'autisme (TSA), avec des réponses simples et faciles à comprendre. L'objectif est d'éclairer ce sujet parfois mal connu, de briser les idées reçues et d'aider chacun à mieux comprendre ce que l'autisme signifie vraiment.

Qu'est-ce que le trouble du spectre de l'autisme (TSA) ?

Le TSA est un trouble neurodéveloppemental qui affecte la manière dont une personne communique, interagit socialement, et perçoit son environnement. Le terme "spectre" reflète la diversité des profils autistiques : certains ont des besoins de soutien importants, tandis que d'autres sont très autonomes.

Quels sont les premiers signes de l'autisme ?

Les signes varient mais les plus fréquents incluent :

1. Difficulté à établir un contact visuel.
2. Absence ou retard dans le développement du langage.

3. Comportements répétitifs (se balancer, agiter les mains).
4. Forte sensibilité ou insensibilité aux stimuli sensoriels.
5. Préférence pour les routines et résistance aux changements.

L'autisme est-il une maladie ?

Non, l'autisme n'est pas une maladie. Il s'agit d'une manière différente de percevoir et d'interagir avec le monde, liée au développement du cerveau. Ce n'est pas quelque chose qui "s'attrape" ou qui se "guérit" mais une condition qui fait partie de l'identité de la personne.

Quelles sont les causes de l'autisme ?

Les causes exactes de l'autisme ne sont pas entièrement connues, mais les recherches indiquent qu'il s'agit d'une combinaison de facteurs génétiques et environnementaux. Les vaccins, contrairement à certains mythes, ne provoquent pas l'autisme.

Est-ce que toutes les personnes autistes ont des talents extraordinaires ?

Pas forcément. Si certaines personnes autistes ont des talents spécifiques (comme une excellente mémoire ou des compétences artistiques), ce n'est pas une généralité.

L'idée que toutes les personnes autistes sont des "génies" est un stéréotype.

Les personnes autistes ressentent-elles des émotions ?

Oui, bien sûr. Les personnes autistes ressentent des émotions aussi intensément que les autres, voire davantage. Elles peuvent cependant avoir des difficultés à les exprimer ou à reconnaître celles des autres, ce qui peut donner l'impression erronée qu'elles ne ressentent rien.

Comment se fait le diagnostic de l'autisme ?

Le diagnostic est posé par des professionnels (pédopsychiatres, psychologues, neurologues) après une évaluation approfondie. Cette évaluation comprend l'observation des comportements, des entretiens avec la famille et des tests standardisés.

L'autisme peut-il disparaître avec le temps ?

Non, l'autisme ne disparaît pas, car il fait partie intégrante du développement de la personne. Cependant, avec un soutien adapté, les personnes autistes peuvent acquérir des compétences qui leur permettent de mieux s'adapter à leur environnement.

L'inclusion scolaire est-elle bénéfique pour les enfants autistes ?

Oui, l'inclusion scolaire peut être bénéfique, à condition qu'elle soit bien encadrée. Cela nécessite des aménagements spécifiques, comme la présence d'un AESH (Accompagnant des Élèves en Situation de Handicap) ou l'utilisation d'outils adaptés. L'inclusion permet à l'enfant de socialiser et de progresser à son rythme.

Les personnes autistes peuvent-elles travailler ?

Beaucoup de personnes autistes occupent des emplois et réussissent dans divers domaines. Cependant, elles peuvent avoir besoin d'aménagements spécifiques ou d'un environnement qui respecte leurs besoins sensoriels et leur mode de fonctionnement.

Quelle est la différence entre l'autisme et le syndrome d'Asperger ?

Le syndrome d'Asperger, désormais inclus dans le spectre de l'autisme, désigne des personnes autistes sans retard de langage significatif ni déficience intellectuelle. Ces personnes peuvent présenter des défis dans les interactions sociales, tout en ayant des centres d'intérêt très spécifiques.

Comment interagir avec une personne autiste ?

1. Soyez patient et respectueux.
2. Adaptez votre communication : utilisez un langage clair et direct.
3. Respectez ses besoins sensoriels et ses routines.
4. Posez des questions ouvertes et soyez attentif à ses réponses.

Quels outils peuvent aider une personne autiste au quotidien ?

Des outils comme les pictogrammes, les emplois du temps visuels, les casques antibruit, ou encore les applications de communication augmentative peuvent grandement faciliter le quotidien d'une personne autiste.

L'autisme est-il un handicap ?

L'autisme est reconnu comme un handicap lorsqu'il entraîne des difficultés significatives dans la vie quotidienne. Cependant, avec des adaptations adéquates, beaucoup de personnes autistes peuvent vivre de manière autonome et épanouie.

Comment soutenir un proche autiste ?

1. Informez-vous sur l'autisme pour mieux comprendre ses besoins.

2. Créez un environnement structuré et prévisible.
3. Proposez votre aide mais respectez son autonomie.
4. Soyez un allié pour faire respecter ses droits et favoriser son inclusion.

TSA c'est quoi ?

En refermant ce livre, vous avez parcouru un chemin riche d'informations, de réflexions et d'histoires sur le trouble du spectre de l'autisme. Mais ce n'est pas la fin : c'est une invitation à continuer à apprendre, à questionner, et surtout à agir.

L'autisme, comme vous l'avez découvert, est une réalité complexe et unique pour chaque personne concernée. Derrière les termes et les concepts, il y a des individus avec leurs forces, leurs défis, leurs espoirs. Chacun d'eux mérite d'être compris, respecté et soutenu dans une société qui accueille la diversité plutôt que de la craindre.

Si vous êtes un parent ou un proche, j'espère que vous avez trouvé dans ces pages des outils pour accompagner votre enfant, votre ami ou votre partenaire. Si vous êtes un enseignant, un professionnel ou simplement curieux, j'espère que ce livre vous a ouvert les yeux sur des façons plus inclusives et respectueuses de travailler avec les personnes autistes. Et si vous êtes vous-même autiste, ce livre est aussi pour vous : pour reconnaître que votre expérience est précieuse et que votre voix mérite d'être entendue.

Et maintenant, que faire ?

L'un des meilleurs moyens de continuer ce voyage est de partager ce que vous avez appris. Parlez-en autour de vous, informez les autres, et surtout, restez curieux et à l'écoute. Chaque petite action, chaque conversation peut contribuer à une meilleure compréhension de l'autisme et à une société plus inclusive.

Vous pouvez aussi :

- Rejoindre ou soutenir une association locale ou nationale liée à l'autisme.

- Être un allié en participant à des initiatives de sensibilisation.

- Continuer à explorer les ressources, les témoignages et les outils pour approfondir vos connaissances.

Merci d'avoir pris le temps de lire ce livre, d'écouter les histoires et de vous ouvrir à une autre manière de voir le monde. Votre engagement, aussi petit qu'il puisse sembler, est une pierre ajoutée à l'édifice d'une société plus inclusive et plus humaine.

L'autisme, ce n'est pas un "problème à résoudre", mais une diversité à célébrer. En comprenant mieux le TSA, nous faisons tous un pas vers une société où chacun peut s'épanouir à sa manière. Parce que chaque personne compte, chaque histoire mérite d'être entendue, et chaque pas vers l'inclusion nous enrichit tous.

Merci de faire partie de ce changement.

TSA c'est quoi ?

Glossaire

AESH (Accompagnant des Élèves en Situation de Handicap)

Un professionnel chargé d'accompagner les élèves en situation de handicap dans leur scolarité, en les aidant à comprendre et à participer aux activités scolaires.

Autisme / Trouble du Spectre de l'Autisme (TSA)

Un trouble neurodéveloppemental affectant la communication, les interactions sociales, et la perception sensorielle. Le terme "spectre" reflète la diversité des profils autistiques.

Communication alternative et augmentée (CAA)

Des outils et méthodes permettant aux personnes ayant des difficultés de communication de s'exprimer. Cela inclut les pictogrammes, les tablettes spécialisées, ou les gestes.

Communication verbale et non verbale

- **Communication verbale** : Utilisation des mots pour s'exprimer.

- **Communication non verbale** : Utilisation de gestes, d'expressions faciales ou de supports visuels pour communiquer.

Diagnostic différentiel

Un processus permettant de déterminer si les symptômes présentés par une personne correspondent à un TSA ou à une autre condition, comme un trouble du langage ou de l'anxiété.

Hyposensibilité sensorielle

Une perception réduite des stimuli sensoriels. Une personne hyposensible peut rechercher des sensations fortes pour compenser, comme toucher des textures rugueuses ou écouter de la musique très forte.

Hypersensibilité sensorielle

Une réaction exacerbée aux stimuli sensoriels comme la lumière, les sons, les textures, ou les odeurs. Ces sensations peuvent être perçues comme extrêmement dérangeantes.

Inclusion scolaire

Le processus visant à intégrer les élèves autistes dans des classes ordinaires, en leur apportant des adaptations et des soutiens spécifiques.

MDPH (Maison Départementale des Personnes Handicapées)

Un organisme départemental évaluant les besoins des personnes en situation de handicap et leur donnant accès à des aides (PCH, AEEH, orientation scolaire, etc.).

Meltdown

Une crise due à une surcharge émotionnelle ou sensorielle, souvent marquée par des pleurs, des cris, ou des comportements agités. Ce n'est pas un caprice, mais une réaction à un stress insupportable.

Passions spécifiques

Des centres d'intérêt intenses et souvent très précis, qui apportent plaisir et concentration à la personne autiste. Ces passions peuvent être un moteur d'apprentissage et de développement.

PCH (Prestation de Compensation du Handicap)

Une aide financière attribuée pour couvrir les besoins spécifiques liés au handicap, comme une aide humaine, des équipements techniques, ou des aménagements du logement.

Pictogramme

Un symbole visuel représentant un mot, une idée ou une consigne. Les pictogrammes sont souvent utilisés pour faciliter la communication et la compréhension des tâches.

Routine

Un ensemble d'habitudes ou de rituels qui structurent le quotidien d'une personne autiste. Les routines permettent de réduire l'anxiété liée aux imprévus.

Shutdown

Une réponse à une surcharge sensorielle ou émotionnelle, où la personne autiste se replie sur elle-même, devenant silencieuse ou immobile pour se protéger.

Spectre autistique

Une manière de décrire la diversité des expériences autistiques. Chaque personne sur le spectre présente des besoins, des forces et des défis uniques.

Stimming ou Flapping

Des mouvements répétitifs ou des comportements (comme se balancer, agiter les mains, ou tapoter) utilisés pour se calmer, se concentrer ou gérer des émotions.

Surcharge sensorielle

Une situation où les stimuli (bruits, lumières, odeurs, etc.) deviennent trop intenses pour être supportés, entraînant souvent un méltdown ou un shutdown.

Troubles associés

Des conditions qui coexistent fréquemment avec l'autisme, comme l'anxiété, la dépression, l'épilepsie ou les troubles de l'attention. Elles nécessitent une prise en charge spécifique.

Trouble neurodéveloppemental

Un terme regroupant les troubles affectant le développement du cerveau, comme l'autisme, le trouble déficitaire de l'attention avec ou sans hyperactivité (TDAH), ou les troubles "dys" (dyslexie, dyspraxie, etc.).

TSA c'est quoi ?

www.ingramcontent.com/pod-product-compliance
Lightning Source LLC
Chambersburg PA
CBHW071554220526
45469CB00003B/1012